KB178534

투명교정의 이해

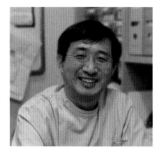

지은이 **차현인**은 1964년 강원도 춘천에서 태어났으며 경희대학교 치과대학을 졸업하였다.
여의도 백상치과의원 원장으로 있으면서 오랜 투명교정 임상 경험을 토대로 체계적인
연구를 진행하였으며 일반 치의(General Practitioner)의 개원환경에 적합하도록
보존치료와 교정, 보철치료와 교정, 임플란트와 교정 등 복합 치료의 로드맵을 정착시키는 데
주력해왔다. 여러 치과 전문지에 투명교정에 관한 연재물을 집필하고 각종 투명교정 강좌의
연자로도 활동하면서 아직 미개척 분야라 할 수 있는 투명교정 분야의 콘텐츠를 가능한 한
많은 치과의료 종사자와 공유하고 이를 미래 치의학으로 발전시키기 위해 노력하고 있다.

투명교정의 이해

지은이 · 차현인
펴낸이 · 김언호
펴낸곳 · (주)도서출판 한길사

등록 · 1976년 12월 24일 제74호
주소 · 413-756 경기도 파주시 문발동 파주출판도시 520-11
www.hangilsa.co.kr
E-mail · hangilsa@hangilsa.co.kr
전화 · 031-955-2000~3   팩스 · 031-955-2005

상무이사 · 박관순
총괄이사 · 곽명호 | 영업이사 · 이경호 | 경영기획이사 · 김관영
기획 및 편집 · 배경진 서상미 김지희 홍성광 이지은
전산 · 한향림 | 마케팅 · 박유진
관리 · 이중환 문주상 장비연 김선희

CTP 출력 및 인쇄 · 예림인쇄 | 제본 · 경일제책사

Clear Aligner Orthodontics
by Cha Hyun In
Published by Hangilsa Publishing Co., Ltd., Korea, 2012

제1판 제1쇄 2012년 11월 20일

값 50,000원
ISBN 978-89-356-6215-9 93510

이 도서의 국립중앙도서관 출판시도서목록(CIP)은 e-CIP홈페이지(http://www.nl.go.kr/ecip)와
국가자료공동목록시스템(http://www.nl.go.kr/kolisnet)에서 이용하실 수 있습니다.
(CIP제어번호: CIP2012004994)

투명교정의 이해

Clear Aligner Orthodontics

차현인 지음

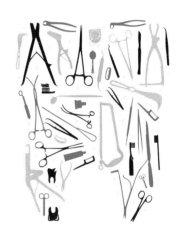

한길사

차례

프롤로그

새로운 교정 트렌드의 등장

21세기는 속도(speed)와 편의성(convenience)의 시대이다. 이러한 메가트렌드가 반드시 바람직하다고 할 수는 없지만 모두들 쉽고 빠르고 편한 것을 추구하니 이런 거대한 흐름을 거스를 수는 없을 것 같다. 치의학이라는 전문분야 역시 무풍지대는 아니다. 일반 환자들은 물론 이들에게 의료 서비스를 제공하는 치과의사들 역시 전통을 고수하고 관행을 무조건 따르기보다 더 나은 것이 있다면 과거의 방식을 과감히 버리는 것을 주저하지 않는다. 모바일 혁명과 함께 SNS(social network service) 등 새로운 매체가 촉발한 세계화(globalization)와 대중화(popularization) 추세는 치과 의료 산업 전반에도 변화와 혁신의 바람을 일으키고 있다.

'투명교정'이라고 부르는 새로운 치료방법은 21세기의 시작과 함께 우리 앞에 등장했다. 컴퓨터와 재료공학의 발전에 힘입어 태동한 투명한 장치에 의한 교정법은 지난 세기에 개발된 교정방법과는 완전히 다른 새로운 패러다임을 열었다고 할 수 있다. 석기시대에서 청동기시대로, 청동기시대에서 철기시대로 이행하는 것만큼이나 비약적이고도 단절적인 발전이 지금 이 순간 치과교정 분야에서 일어나고 있는 것이다. 다시 말해서 치아부착물에 금속선을 묶어서 치아를 움직이던 시대에서, 투명한 재질의 장치를 순차적으로 장착해서 치아를 움직이는 시대로 일대 전환기를 맞고 있다.

이는 단순히 치료 도구의 변화를 뛰어넘어 치아이동의 개념과 가정치의학적 혁신을 예고하고 있으며 치아교정에 대해 일반인들이 갖는 막연한 편견마저 허물어뜨리고 있다.

투명교정은 우리 사회가 필요로 하는 아주 중요한 요소를 갖춘 치료방법이다. 일단 환자의 입장에서 교정 치료의 결정을 쉽게 만든다. 구강 내에 브라켓을 붙이고 철사를 두르는 기존의 교정은 그것이 비록 좀 더 본격적이고 정통적인 시술이라는 느낌이긴 하지만 뭔가 모르게 일이 커진다는 두려움도 함께 갖게 하는 것이 사실이다. 이렇게 복잡한 부착물을 하고 과연 몇 년 동안 지낼 수 있을까. 남들이 자꾸 쳐다보지는 않을까. 음식물을 씹을 때 잘 떨어지지는 않을까. 위생적으로 불결하지는 않을까. 치아나 잇몸에 부작용은 없을까. 이러한 상식적인 고민이 환자들의 마음 한쪽에 자리 잡게 된다. 치아를 조금만 움직이면 될 것 같은데 굳이 긴 세월 동안 거창한 교정 시술을 받아야 되는가 의아해하는 경우도 꽤 많다.

이런 점에 대해 새로운 교정 트렌드로 등장한 투명교정은 명쾌한 해답을 준다. 물론 투명교정이 모든 부정교합(malocclusion)을 해결할 수 있는 것은 아니지만 많은 부정교합 환자의 치열 불만을 좀 더 간단한 방법으로 해소해줄 수 있다. 뿐만 아니라 투명교정 과정에서는 환자도 적극적으로 참여하게 함으로써 결과를 함께 예측하고 만들어간다. 환자가 치과의사의 의도에 묶여서 무작정 끌려가는 것이 아니라 스스로 의견을 제시할 수도 있고 교정 치료를 생활의 일부분으로 편입시켜 자신의 생활에 맞도록 조절해 나갈 수 있는, 즉 융통성 있는 교정인 것이다. 달리 말해 투명교정은 그만큼 환자에게 쉽고 단순하다는 느낌을 주어 친근감과 자신감을 부여함으로써 극소수 전문가의 전유물과 같던 교정 치료를 이해하기 쉬운 의료 서비스로 대중화시키는 데 크나큰 기여를 하였다.

이것은 어찌 보면 세종대왕의 한글 창제에 비유할 수 있는데, 당시에는 한글이 학문적·공식적 내용을 표현하기엔 한자에 비해 부족한 듯하여 지식인들의 거센 반발에 직면하였으나 현대에 와서는 그렇듯 쉽고 간단한 표기 원리로 인해 IT시대를 선도하는 훌륭한 매개체가 된 것이 아닌가. 투명교정도 아직은 시작 단계로서 많은 연구의 축적이 필요하지만 그 쉽고 상식적인 시술 시스템으로 인해 치의학 전 분야의 판도를 변화시킬 만큼 무궁무진한 잠재력을 품고 있다.

교정의 대중화

구강질환 치료의 전 분야를 담당하고 있는 일반 치의(G.P.: general practitioner)에게도 투명교정의 등장은 그야말로 획기적인 일대사건이라 아니할 수 없다. 기존의 와이어 교정은 교정 기간 중에 여타 치료를 하기가 여간 번거롭지가 않으므로 종합적인 치과치료 진행에 적잖은 지장을 주는 데 반해 투명교정에서는 동시 진료, 병행 치료가 얼마든지 가능하기 때문에 더욱 원활하고 적극적인 치과 시술이 가능해졌다. 더욱이 교정을 위한 치아이동의 중요한 역할을 투명교정 기공소가 대행해주므로 치과의사는 일반 치료(보철·보존·임플란트 등)에 집중할 수 있고 전체적인 시각에서 향상된 치료 결과를 도출해낼 수 있다. 또한 기존의 교정 치료에서 발생하는 다양한 부작용(교합 장애·치근 흡수·치주질환 등)이 전혀 없으므로 별다른 위험부담이나 스트레스 없이 교정치료를 끝마칠 수 있다는 점도 매우 고무적인 일이라 아니할 수 없다.

현대 문명을 이끄는 IT 분야의 경우 PC 사용자의 수가 점차 줄고 모바일 기기 사용자가 늘어나는 것처럼 치과교정학 분야에서도 잠재적인 교정 환자들이 서서히 투명교정 환자로 편입되어갈 가능성이 크다. 그러나 투명교정이 따라갈 수 없는 강력한 성능을 기존의 교정이 여전히 소유하고 있으므로 그 주도권을 쉽사리 내어놓을 것 같지는 않다. 그렇다 하더라도 교정 분야에서 투명교정이 차지하는 비중은 점차 커질 것으로 보인다.

투명교정은 앞으로 두 가지 방향으로 발전할 것이다. 첫째, 기존 교정의 적응증 환자 중 일부가 투명교정으로 돌아설 것이다. 다시 말해 지금껏 형성된 전통적인 교정시장을 잠식할 수 있다. 둘째, 기존 교정이 제대로 감당하지 못하는 케이스들을 투명교정이 대거 흡수하게 될 것이다. 즉 신규 시장으로 교정 분야의 파이(pie)를 넓히는 현상이 발생할 수 있다. 후자가 바로 '교정의 대중화'라고 부를 수 있는 부분이다. 기존의 부착물 교정법으로 인해 교정을 회피했던 환자들, 복잡한 치과시술이 얽혀서 기존의 교정법으로는 문제 해결이 어려운 환자들이 투명교정을 통해 비로소 교정 시술의 혜택을 누릴 수 있게 된다. 치아에 무엇인가를 잔뜩 붙여야만 교정이 가능하다는 과거의 고정관념이 파괴되고, 치아에 아무것도 붙이지 않고도 짧은 시간 안에 교정을 할 수 있다는 교정학의 '패러다임 시프트'(paradigm shift)가 일어난 것이다. 치과산업적인 관점에서 보면 치아에 붙이는 브라켓이나 여기에 힘을 주는 와이어 등의 제품력을 높이려는 기술혁신 경쟁(red ocean)에서 완전히 벗어나 그러한 경쟁 따위가 애당초 무의미한 새로운 세계(blue ocean)로 진입한 것이다.

투명교정의 개론서

이 책은 투명교정을 처음 시작하려는 초심자들은 물론 기왕에 투명교정 시술을 해오고 있는 치과의사, 치과기공사, 치과 스탭 들을 위한 것이다. 치과 분야의 전문인으로서 임상과 기공의 현장에서 다양한 경험과 시행착오를 겪으면서 필자가 하나하나 얻은 노하우를 정리하고 체계화시켜놓은 일종의 개론서이다. 지금까지 투명교정에 대해 기술한 책들이 없지는 않았지만 대부분 교정 전문 치과의사의 시각에서 성공 사례를 나열한 정도였을 뿐, 그 책들만 읽어서는 도저히 투명교정의 첫걸음을 내디딜 수 없을 만큼 비체계적인 내용이었음을 부인하기 어렵다. 투명교정은 보철적 성격과 교정적 성격을 동시에 지닌 융합(convergence) 교정이므로 보철, 보존, 치주, 외과 등 치과 전 분야를 고루 감당하고 있는 일반 치의의 입장에서 기술되고 설명되어야 더 설득력이 있고 피부에 와 닿을 것이다. 이런 관점에서 10여 년 전에는 교정에 전혀 손도 대지 않던 필자가 교정 없이는 치과 운영이 불가능할 정도로 교정과 밀접해지도록 만든 '투명교정'에 대해 그 동안에 축적된 임상 자료를 동업자에게 공개하는 것이야말로 무척 소중한 일이라 생각한다.

여기에 실린 내용은 필자가 권위 있는 치과 전문지 『세미나리뷰』(*Seminar Review*)와 『덴탈아리랑』(*Dental Arirang*)에 2년여 동안 연재한 글들을 모아 정리하고 업데이트한 것이다. 물론 더 많은 임상 경험의 축적이 필요한 부분도 있고 조만간 수정될 부분도 있긴 하겠지만, 온갖 부끄러움을 무릅쓰고 책으로 출간하기로 결심한 것은 누군가에 의해 이 분야의 지식과 경험이 체계화되어야 한다는 신념 때문이다. 부디 이 자그마한 연구 성과를 디딤돌로 삼아 많은 연구자들이 나와서 투명교정과 같은 미래 치과의학 분야를 더욱 발전시켜 나갔으면 하는 바람이다.

아울러 전문 분야의 책을 과감히 펴내주신 한길사의 김언호 사장님에게 마음 깊이 감사드린다. 미숙한 원고를 품위 있는 책으로 만드느라 애써준 한길사의 여러분에게도 깊은 감사의 말씀을 올린다.

인간의 역사가 발전하는 방향은 대체 어느 쪽일까.
그 첫 번째 방향은 '새로움'이다.
여태껏 아무도 생각지 못한 것을 만들어내는 사람에게
우리는 개척자라는 존칭과 함께 박수를 보낸다.
두 번째 더 중요한 방향은
바로 '진리'이다.
인간의 역사는 무지를 깨치는 과정의 연속이었다.
자신과 우주에 대한 진실을 밝혀주는 사람들은
어둠 속을 헤매는 우리에게 등불이 되어준다.
그렇다면 세 번째 가장 중요한 방향은 무엇일까.
다름 아닌 '관용'이다.
인간은 자기와 다른 어떤 존재에 대해
불용하고 배타하는 원시적인 상태에서
서로의 다름을 존중하고 오히려 이를 선용하는
현대적인 상태로 발전해왔고
앞으로도 포용의 방향으로 계속 나아갈 것이다.
이 세 가지를 한마디로 요약하면
'통섭' 또는 '융합'이라 할 수 있다.
우리 사회가 이 개념을 깨닫지 못한다면
언제까지나 시대에 뒤진 채로 남겨질 것이다.

2012년 10월 여의도 원장실에서

차현인

I
새로운 교정의 시대

1 브라켓, 깔끔히 떼어드립니다

얼마 전 한 학생이 치과에 찾아와서 2년 동안 외국에서 교정치료를 받았는데 더 이상은 입속에 철사 조각을 붙이고 있을 수도 없고 밤에 잠도 이루지 못할 정도로 고통스럽다면서 제발 없애주기만 해달라고 애원하는 것이었다. 구강 내를 살펴보니 위생적으로 심각한 문제가 있어 지체하지 않고 부착물들을 제거해주었다. 일단은 심미적인 것보다는 구강건강이 우선이라는 판단에서였다. 브라켓과 와이어, 구치부 밴드 등을 깔끔하게 제거하는 순간 그는 날아갈 듯이 기뻐하며 병원 문을 나섰다. 그 후 그 환자의 상, 하악 전 부위에 스케일링을 해주고 미처 마무리되지 않은 과정은 투명교정 장치를 2~3회 장착시킴과 동시에 치아결손 부위에 임플란트 수복을 하면서 어느 정도 문제를 해결해주었다.

뚜렷하게 기억에 남는 것은, 예전과 달리 치아에 붙이지 않고 스스로 끼웠다 뺐다 하면서 교정을 마무리할 수 있는 '투명교정 장치'를 설명할 때 그 학생이 보여주었던 행복한 눈빛이다. 도대체 생전 처음 보는 낯선 장치의 그 무엇이 그를 그토록 설레게 했던 것일까. 아마도 그가 상상했을 '자유'를 향한 열망이 아니었을까. 자기가 원하는 시간에 끼울 수 있고 불편하면 뺄 수도 있고, 더럽다 싶으면 씻을 수도 있고, 거추장스러운 구조물 없이 이를 깨끗이 닦을 수도 있고, 이가 아프면 신경치료를 해서 금속관으로 씌울 수도 있는 환자의 소박한 권리, 마치 좁고 불결한 창살우리 안에 묶여 지내던 가축이 넓고 푸른 들에서 마음껏 뛰놀며 풀을 뜯을 때 느끼는 행복감일 것이다.

치의학의 방대한 역사에서 보면 이른바 교정학에는 우리에게 익숙하고 당연시되는 고정성(브라켓/와이어) 교정학만 있는 것은 아니다. 교정학 연구는 수

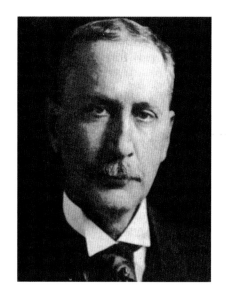

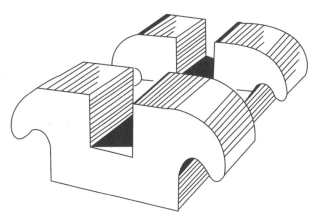

많은 치과의사들의 숱한 아이디어로 가득 차 있다. 그 모든 방법과 재료와 기구들이 다 특허상품이라면 교정 분야는 어마어마한 금액이 오가는 로열티 마켓이 될지도 모른다.

치과교정을 크게 가철성(removable) 교정과 고정성(fixed) 교정으로 나눈다면, 교정 역사의 초창기에는 구강 내에 끼우고 뺄 수 있는 가철성 장치들이 다양하게 고안되었을 것이다. 그러던 중 치아를 묶거나 장치에 연결하여 움직이면 치아이동에 매우 효과적이란 것을 발견하고, 환자의 나이나 성향에 관계없이 의사의 통제가 수월하고 강력한 교정 효과가 있는 고정성 교정학이 대세를 이루게 되었다.

고정성 교정학의 시대에는, 비전문가인 환자의 자유의지는 교정치료를 방해할 수도 있는 위험요소로 간주되며, 치아를 강제로 묶고 교정의 최종목적지까지 무작정 끌고 가는 비밀스런 술식이 정통 교정으로 승인되었다. 이제 환자의 실천성에 의존하고 교정능력이 부족한 가철성 교정장치 따위는 소아교정 분야에서 일부 사용되거나, 고정성 교정시술의 부차적인 도구로 인식된다.

21세기에 들어서면서 컴퓨터의 눈부신 발전과 재료공학의 진보에 힘입어 그동안 고정성 교정의 그늘에 가려 있던 가철성 교정 분야에 새로운 물결이 일기

'교정학의 아버지'라 불리는 에드워드 앵글(Edward Angle). 그가 1920년대에 고안한 엣지와이즈 브라켓(edgewise bracket)은 매우 삭고 난순한 아이니어였시만, 치과 교정학의 역사에서 보면 쓰나미와 같은 혁명적인 발명이었다.

이 환자의 하악 치열의 불규칙성 (irregularity)은 상악의 심미추구를 방해했다. 하악 전치를 투명교정 장치 4회 장착으로 가지런하게 한 뒤 상악 6전치를 올세라믹 크라운으로 마무리하는 데 통틀어 4개월이 걸렸다.

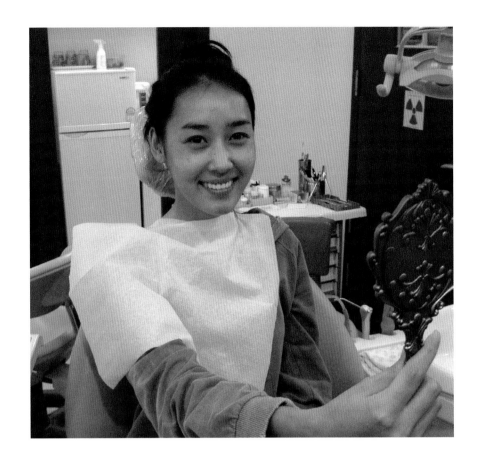

시작했다. 지금까지 축적된 교정학적 지식의 절반을 박물관으로 보낼 만큼 강력한 '미래의 교정학'이 몰려오고 있다.

그동안 치의학은 여러 분야로 나뉘어서 환자의 필요와 욕구를 충족시켜 왔으며 치과교정학 분야도 예외는 아니었다. 고정성 교정학은 지난 100년 동안 치과교정학계를 지배해왔고 내부에서도 많은 발전이 있어온 것은 사실이지만 교정시술과 타 분야 사이에 넘기 어려운 담을 쌓아온 것 또한 부인할 수 없다. 치의학 내의 각 분야가 서로 유기적으로 협력해야 하는데 기존의 교정시술법이 타 분야 시술과의 병행 치료를 가로막는 경우가 많았기 때문이다. 결국 일반 치의학 분야에서 새로운 교정 개념을 도입함으로써 단절된 교정과의 연결을 시도하게 되는데 이러한 연결점에 놓인 것이 다름 아닌 '투명교정'이다.

2 인비절라인인가, 투명교정인가

미국에서 1999년 처음 등장한 인비절라인(Invisalign)은 컴퓨터 기술의 발전이 가져다준 획기적인 치과 상품이다. 여기서 의료 '서비스'라는 말 대신 '상품'이라고 표현한 것은, 인비절라인에 의한 교정치료가 의사와 환자 간의 정기적인 접촉과 시술에 의해 창의적으로 이루어지기보다, 거대기업과 말단 치과 간의 일방적인 상거래에 의해 행해진다는 점에 착안한 것이다. 환자의 구강 상태가 컴퓨터 입력장치에 의해 교정장치 제작회사에 전달되면 교정치료의 최종목표가 설정되어, 3D 컴퓨터 이미징 작업에 의해 각 단계별 투명장치가 일시에 만들어지고, 말단 치과에 한꺼번에 배달되는 시스템이다. 환자는 지정된 순번에 따라 차례대로 장치를 장착하고 결국 심미적인 최종목표에 이른다는 것인데, 여기서 치과의사의 역할은 매우 제한적이다.

이러한 시스템은 환자의 변동상황이 시시때때로 반영되지 못하는 기계적인 방법으로 비현실적이고 비임상적이다. 아무리 환자가 장치를 제대로 장착했다 하더라도 치아이동의 양상은 개인마다 차이가 생기게 마련이고 다음 단계의 장치가 반드시 잘 맞으리라는 보장이 없다. 더욱이 교정장치 분실로 인해 장치 없는 치열이 장기간 방치됐을 경우, 예기치 못한 치아변형이나 치아상실이 발생했을 경우, 치수염에 의한 근관치료와 보철물 장착이 이루어질 경우, 중간에 임플란트 수복이 시행될 경우에는 전후 장치 어느 것도 낄 수 없는 곤란한 지경에 이르고 만다. 결국 그 뒤에 줄줄이 기다리고 있는 다음 단계의 장치들은 무용지물이 되어 쓰레기통 신세를 진다.

이에 비해 '투명교정'은 '인비절라인'과 외관상으로는 큰 차이가 없지만, 시스

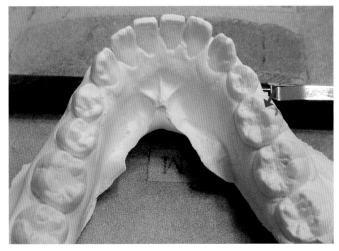

하악 우측 제2유구치가 남아 있다.

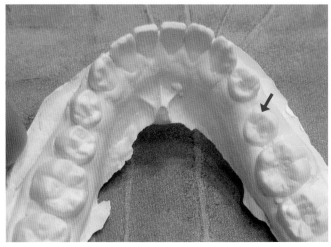

유치 발거 후에 제2소구치가 맹출하였다.

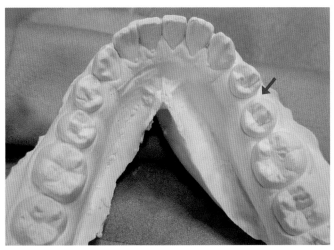

맹출 후에도 공간이 남아 있다.

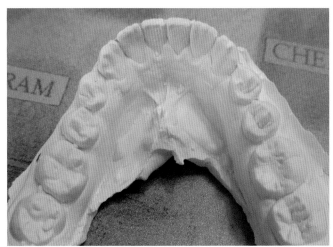

전치부와 소구치부의 공간폐쇄(space closing)가 완성되었다.

✚ 전치 공간폐쇄가 교정 목적이었으나, 혼합 치열기였으므로
특별한 관심이 필요했다. 각 단계마다 철저한 임상적 판단이 작용하였고,
매 치료 시 파악한 구강 내 상황은 시술 방향을 결정하는 데 중요한 가이드라인이 되었다.

템 운영상 의료 서비스적 성격이 매우 짙은 특성을 지니고 있다. 환자 초진 시 진단모형 인상을 채득하고 치과의사와 투명교정 기공사가 대체적인 치료전략을 공유한 뒤 각 단계마다 움직인 결과가 표현된 석고모형을 가지고 치과의사가 방향을 설정하고 기공작업을 해서 스텝바이스텝으로 장착을 유도한다. 각 단계마다 환자의 상태를 파악하고 환자의 의견을 듣고 문제 발생 시 치과의사의 적절한 처치가 이루어지는 전 과정에서 치과의사의 역할은 결정적이다. 그리고 모든 병행 치료(보존, 보철, 외과시술 등)가 치과의사의 두뇌와 손으로 이루어지는 철두철미 임상 중심적인 시술이다.

인비절라인이건 투명교정이건 명칭이 중요한 것이 아니라 그것이 정말 현실적이고 임상중심적인 치료인가 하는 것이 중요하다. 이러한 맥락에서 투명교정은 투명한 재질의 가철성 교정장치를 단계적으로 사용하면서, 철저하게 임상 테두리 안에서 시술이 이루어지므로 진정한 의미의 '미래 치의학'이라 말할 수 있다. 더욱이 인비절라인처럼 외국 특정 거대기업에 의존하지 않고, 국내 교정기공소와 일반 치과 간의 창조적인 협업에 의해 자생적으로 꽃피고 있음을 볼 때 우리 치의학계에서 투명교정이 지니는 의의는 매우 크다고 본다.

치과 임상에서 미래를 단정하는 것만큼 무모한 일은 없다. 늘 새로운 환경적 요소가 작용하고 환자 자체의 선천적, 후천적 요소가 구강 내에서 예기치 않은 결과를 낳는다. 한낱 기계에 불과한 컴퓨터가 환자의 임상 상황을 한 치의 오차도 없이 예측할 수 있다는 것은 일종의 난센스이다. 더욱이 치과의사가 단순히 장치를 한꺼번에 환자에게 전달하기만 하고 그 치료 경과에 대해 아예 눈을 감아버리는 것은 현실적으로 불가능하다.

3 스마트한 교정기공소의 탄생

보철치료를 주로 하고 교정시술을 하지 않는 개원의들을 가장 곤혹스럽게 만드는 것은 교정치료가 필요한 보철환자일 것이다. 반면 교정만을 전문으로 하는 단독 개원의들을 가장 곤혹스럽게 하는 것은 임플란트나 보철치료가 필요한 교정환자일 것이다. 이처럼 교정 분야와 타 분야 사이에는 넘나들기 어려운 벽이 있다. 시술의 성격이나 노하우가 꽤나 다르고 갖춰야 할 재료와 장비도 판이하다. 대부분의 개원의들이 교정만 빼고 다른 치료를 열심히 하지만 이러한 치과에 교정시술 압박을 가하는 것은 오히려 단골 환자들이다.

"우리 딸이 있는데 이가 엉망이에요. 여기서 교정을 하고 싶은데 한번 데려와 볼까요?"

두 분야 사이의 임상적 부조화를 비전문가인 환자들이 알아줄 리 만무하다. 치과는 이윤추구를 위해서가 아니라 고객관리 차원에서 교정시술에 대한 의무감을 떨치기 어렵다.

한편, 교정기공소는 지금까지 교정치과하고만 거래를 해왔을 뿐 보철치과하고는 만날 일이 별반 없었다. 이들은 교정의의 지시를 받아서 유지장치(retainer), 액티브 플레이트(active plate), 스플린트(splint) 등을 열심히 만들어 치과에 조달해왔다. 이들의 기술은 그 누구보다도 뛰어나지만 단순히 교정의의 지시를 받는 '하청업체'로서의 성격을 탈피하지 못했다. 당연히 일의 강도와 시간에 비해 부가가치가 적었음을 부인할 수 없다.

이러던 차에 투명교정의 등장으로 보철치과와 교정기공소가 맞대면하는 데서 백년에 한 번 있을까 말까 한 기회가 주어졌다. 기존의 교정기공 시장은 이미 포

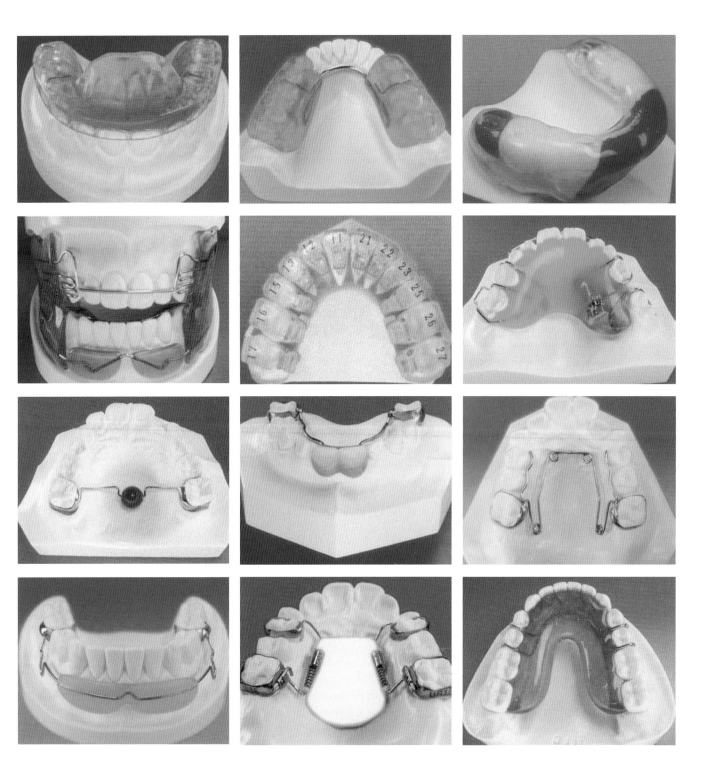

✚ 교정기공 시장은 형형색색의 상품들로 넘쳐나지만 치열한 경쟁의 정글이다.
이러한 하드웨어 제품만 가지고는 더 이상의 매출신장과 수익증대를 기대하기 어렵다.
이제 무형의 콘텐츠를 갖춘 소프트웨어 서비스를 모색해야 한다.

화상태이고 기공료 경쟁에 혈연이나 지연 등이 뒤섞여 겨루는 '레드오션'이었다. 그러던 중 기공료 지불에 익숙해져 있던 보철치과와의 만남은 교정기공소에게는 마치 신대륙 발견만큼이나 희망적인 사건이었을 것이다.

난해한 교정시술에 골머리를 앓는 보철치과 원장들이 교정을 쉽게 할 수 있도록 돕는 기공 서비스(투명교정) 능력을 갖춘 기공소가 출현하여 자신들의 새로운 시장, 즉 '블루오션'을 창출한 것이다. 무한한 잠재력을 가진 교정시장에서 투명장치를 이용한 치아이동에 대해서 고유한 노하우를 소유한 투명교정 기공소가 나름대로 판매자 시장(seller's market)을 형성하기 시작했다. 전화를 받고 걸기만 하던 휴대폰이 각종 애플리케이션을 갖추고 인터넷까지 할 수 있는 스마트폰으로 진화한 것처럼, 그저 제작의뢰서대로 철사와 레진 등으로 주문상품만을 만들어 납품하던 교정기공소가 이제는 임상 투명교정 시스템 속에서 치과의사의 새로운 동반자로 발전했다.

한국의 교정기공소들은 자신도 모르는 사이에 '미래'(future)라는 이름의 보물섬에 막 도착했다. 지금까지 하던 대로 사냥을 하거나 과일이나 따먹으면서 시간을 보낼 것인가, 아니면 열심히 연구하고 탐험해서 거대하고 눈부신 보물동굴을 발견할 것인가.

투명교정의 임상에서 기공소의 역할은 결정적이다. 물론 석고모형의 치아 이동설정은 치과의사와 기공사의 긴밀한 협의를 거친 후 최종적으로 치과의사의 결정에 따르게 되지만, 일상적인 케이스인 경우 대부분 기공사의 교정적 판단과 미세한 손놀림에 맡겨진다. 결국 세부적인 교정 과정의 열쇠는 교정기공소에 놓여 있는 셈이다.

4 투명교정 DNA를 찾아서

투명교정의 시술대상은 누구일까.

브라켓 교정이나 외과적 교정의 진료 타깃이 주로 10대나 20대 젊은 환자라면, 투명교정은 '치과치료를 받는 모든 환자'를 대상으로 삼는다. 어린이, 청소년, 대학생은 물론이거니와 30~40대 직장 남성, 40~50대 주부, 심지어 대기업 임원에 이르기까지 치열에 불만이 있는 사람이라면 남녀노소, 지위고하를 막론하고 누구나 가능하다. 실제로 어느 50대 여성 환자는 남편 모르게 투명교정 시술을 무사히 마친 경우가 있는가 하면, 장교로 군입대를 하면서 교정을 시작한 환자가 소대원들 몰래 투명교정 장치를 끼고 점호를 하다가 발음이 제대로 안돼서 애를 먹었다는 후일담을 들은 적도 있다.

투명교정의 적응증(indications)은 무엇일까.

공간이 여러 군데인 소생치열(spacing)의 공간폐쇄는 최우선 대상이다. 투명교정을 선택하는 게 가장 현명한 판단이라고 본다. 적절한 정도의 공간부족(crowding, 총생)도 투명교정으로 하는 편이 다른 방법보다 여러모로 유리하므로 권장할 만하다. 전치부, 소구치부 반대교합도 쉽지는 않지만 투명교정으로 얼마든지 가능하다.

또한 치아 재배열 등 임플란트나 보철을 하기 위한 준비작업으로 투명교정을 활용할 수도 있고, 브라켓 교정의 결과에 불만을 가지거나, 교정 후 유지의 실패 때문에 생긴 재발(recurrence) 케이스도 2~3개월 안에 간단히 해결해줄 수 있다. 또 돌출된 치아 자체가 너무 클 경우 형태수정(reshaping)을 겸해서 후방이동(retraction)시킬 수도 있고, 구치부가 브리지 보철물로 길게 연결되어 있을 때 그 상태 그대로를 고정원(anchorage)으로 해서 교정을 쉽게 진행할 수 있다.

❖ ❖ ❖

이러한 다양한 장점에도 불구하고 투명교정이 브라켓 교정보다 우월하다거나, 브라켓 교정을 완전히 대체한다거나 할 수 있는 것은 아니다. 투명교정으로 해결할 수 없는 케이스가 많으며 이 경우는 브라켓 교정이나 외과적 교정에 의지하는 수밖에 없다. 마치 사람의 질병을 내과적으로만 해결하거나 외과적으로만 해결할 수 없는 것과 똑같은 이치이다. 약만 먹어서 낫는 병이 있고 수술을 해야 낫는 병이 있는 것처럼, 투명교정이 적합한 케이스가 있고 브라켓 교정 등이 적합한 케이스가 있다.

만일 투명교정이 최선의 선택인 환자의 치아 표면에 무조건 브라켓을 붙이고 보는 식으로 교정을 시작하려 한다면 이것은 일종의 '과잉진료'라 할 수 있다. 반면에 브라켓 교정이나 외과적 교정 방법이 마땅한 환자를 투명교정으로 치료하려 든다면 말 그대로 '무모한' 진료행위가 된다.

물론 치과의사가 보기에 투명교정이 적합하지 않아서 다른 방법을 권하는데도 환자가 투명교정 시술을 끝까지 포기하지 않고 강력히 원하는 경우가 있다. 투명교정이 지닌 매력적인 장점 때문인데, 이럴 때에는 투명교정으로 실현가능한 치아배열 상태가 어느 정도인지 그 한계를 명확히 설정해주어야 한다. 대개 이상적인 치열의 70~80% 정도라 하면 투명교정을 결심하는 환자가 있다.

기존의 고정성 교정 DNA를 가진 교정의의 눈에는 투명교정이 다소 가벼워 보일는지도 모른다. 이는 투명교정이 속도와 편의성 추구 등 21세기를 대변하는 사회현상의 일종으로 출현했기 때문이다. 그러나 이는 거스를 수 없는 메가트렌드이다. 이제 우리의 교정학도 지난 세기의 학문적 권위주의에서 벗어나, 새로운 눈으로 투명교정 게놈(genome)의 존재와 이종교배의 가능성을 심각하게 고민해야 하지 않을까.

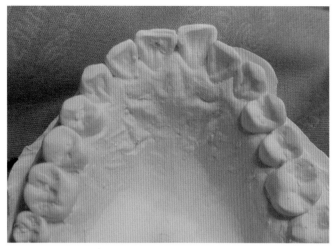
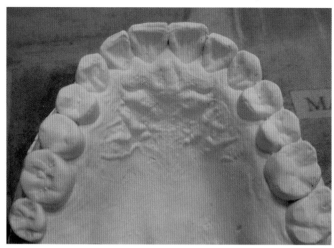

40대 주부 전치부 절단면의 심한 마모로 중년의 흔적을 엿볼 수 있다.

#17 치아는 캔틸레버(cantilever) 브리지의 폰틱(pontic)이다. 이런 상태에서 브라켓이나 구치부 밴드를 사용하는 것은 불가능하다.

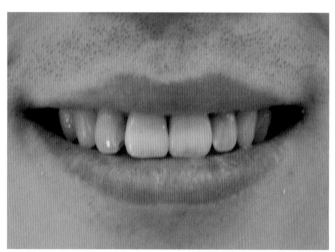
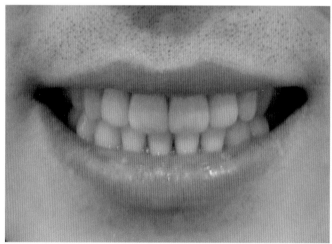

30대 남자 모델 다양한 촬영일정 속에서도 돌출된 전치부를 재배열하고

구치부 임플란트, 크라운 수복 등 복합적인 치료를 하였다. 직업 특성상 브라켓 부착은 애당초 불가능했다.

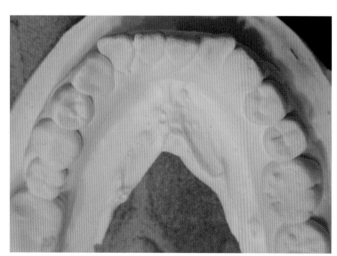
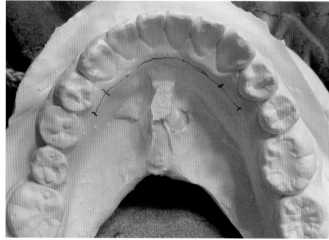

20대 여학생 전치부 배열은 투명교정 아니면 불가능한 완벽한 U라인이 구축되었음을 볼 수 있다.

좌측 구치부의 브리지는 그대로 두고 교정을 시작했으며 중도에 새 브리지로 바꿨다.

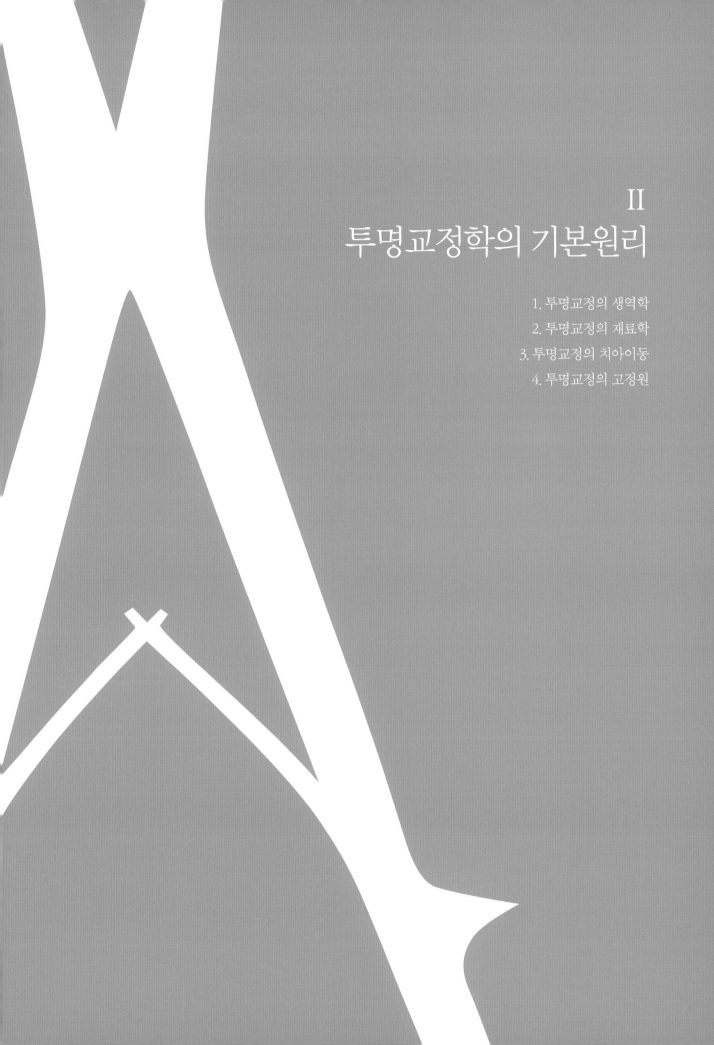

II
투명교정학의 기본원리

1 투명교정의 생역학

기존의 교정은 교정력의 도구(activating tool)로 스프링, 일래스틱스, 스크류, 와이어 등을 사용하므로 이러한 재료의 성질에 따른 생역학(biomechanics) 연구가 많이 축적되어 있다. 스프링이나 와이어의 힘을 사용하는 교정 시스템의 경우 다음과 같은 공식이 제시되어 있다.

$$D \propto (PL^3/ T^4)$$

D: 와이어 변형량(deflection)

P: 교정력(pressure)

L: 와이어 길이(length)

T: 와이어 두께(thickness)

이와 달리 투명교정은 교정력의 도구로 미량의 탄성(elasticity)을 가진 투명재질을 사용할 뿐 아니라 석고모형 상의 적절한 치아 변위(dislocation)를 교정력의 원천으로 하기 때문에 투명교정 나름의 생역학적 공식이 필요하다. 특히 이러한 장치가 치열궁에 가능한 한 밀착되어야 교정 에너지가 발생하고 의도된 위치변화가 이루어지므로 생역학의 핵심은 '장치의 장착적합도'(device fitness)에 맞춰질 수밖에 없다. 아무리 좋은 의도로 제작되었다 하더라도 장치가 잘 끼워져 정확한 위치에서 힘을 발휘할 수 없다면 제대로 된 치아이동은 불가능하기 때문이다. 투명재질의 힘을 사용하는 교정 시스템의 경우 원활한 임상시술과 기공작업을 위해 다음과 같은 새로운 개념들이 도움이 될 것이다.

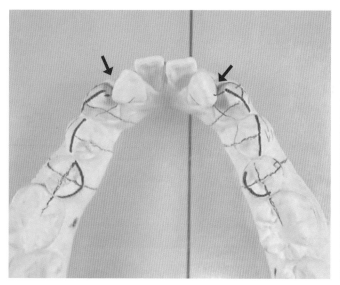

원 모형(original model) 이동 방향과 거리를 가늠하기 위해
붉은 선으로 표시(guide line)를 해둔다.

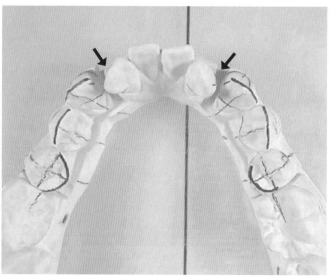

설정 모형(set-up model) 전치부 공간 확보를 위해
좌우측 세 치아를 통째로(blocky) 외측(bilateral) 이동시켰다.

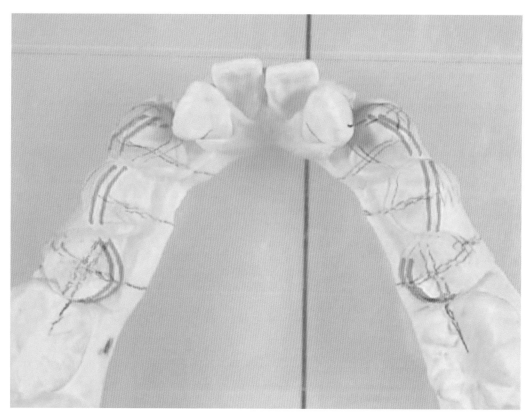

중첩(overlap) 치열의 저항력을 고려하여 이동량은 1mm를
초과하지 않는다(제1소구치 부위 0.9mm 정도).

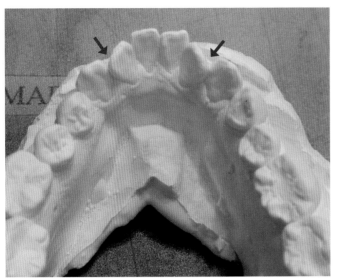
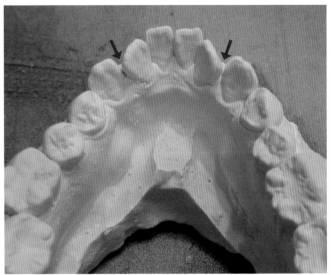

원 모형 교합면 view

이동 설정된 장치 장착 후 공간이 만들어졌다.

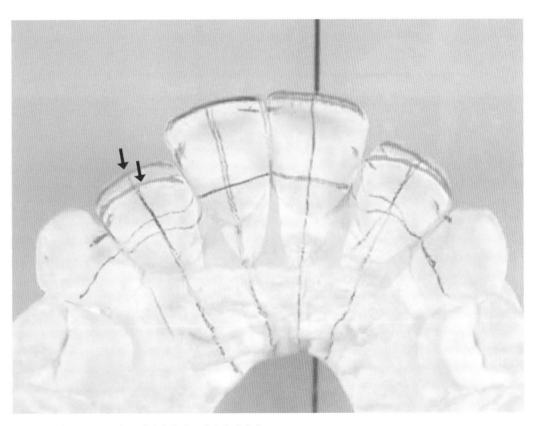

측절치 도약(jumping) **이동** 치아마다 이동거리와 방향이
다르게 설정되었다. #12치아의 이동량(1.4*mm*)이 크긴 하지만 치근의 저항이
작음을 고려할 때 장치 장착엔 무리가 없어 보인다.

R: 움직이려는 치아 또는 치열의 저항력(resistance)

　모든 치아는 외부 힘에 저항하려는 고유의 힘(pressure)이 있으며 절치, 견치, 소구치, 대구치 등 치아의 종류에 따라 다르고, 적용된 치아의 개수, 치열의 범위, 환자의 나이, 치주조직의 건강성 등에 따라 차이가 난다.

D: 설정된 치아 또는 치열의 이동거리(distance)

　석고모형 상에서 현재의 치아나 치열의 위치(origin)를 새로운 위치로 옮겨서 (dislocate) 설정하는 이동량(displacement)을 말하며 치아의 저항력(R)과 장치의 경도(H)에 영향을 받는다.

H: 장치의 두께나 재질로 인한 경도(hardness)

　장치가 지닌 유연성(flexibility)이나 뻣뻣함(stiffness)이라고도 표현할 수 있으며 치아의 저항력(R), 이동거리(D)와 함께 연동해서 생각해야 할 요소이다.
　교정 에너지의 효율적 생성을 위해서 세 가지 개념의 연관성을 공식으로 나타내면 다음과 같다.

D ∝ 1/ RH

　장치의 경도(H)가 일정할 때 치아의 저항력이 크면(R↑) 이동거리를 적게 (D↓) 해야 하고, 치아의 저항력(R)이 동일할 때 더 단단한(harder) 장치를 사용 (H↑)하려면 치아 이동거리를 적게(D↓) 해야 한다. 반대로 치아의 저항력이 작거나(R↓), 유연한(H↓) 장치를 사용할 경우 이동거리를 늘릴 수 있다(D↑).

H ∝ 1/ RD

　치아의 저항력(R)이 같을 때 이동거리를 크게 설정(D↑)하려면 더 유연한 (softer) 장치를 사용(H↓)해야 하고, 동일한 이동거리(D) 설정 시 저항력이 크다면(R↑) 좀 더 유연한 장치를 사용(H↓)해야 한다. 반대로 이동량이 적거나 (D↓), 저항력이 작은 경우(R↓) 더 단단한 장치를 사용(H↑)할 수 있다.

실제 임상에서 보면 얇은(경도가 낮은: H↓) 장치를 일정 기간 장착한 후에 더 두꺼운(경도가 높은: H↑) 장치를 장착하게끔 되는데 이는 위와 같은 생역학적, 재료학적 원리에 그 근거를 두고 있다. 즉 치아가 이동하기 시작할 때 압박부위 치조골이 흡수되면서 치아의 저항력은 약해지고 맥없이 흔들리게 된다(R↓). 더불어 이 부위에서 목표 이동거리만큼은 아니지만 어느 정도 치아이동이 이루어져 목표 위치와의 편차가 줄어든다(D↓). 이로 인해 더 단단한 장치의 장착이 가능해진다(H↑).

이동거리를 설정할 때도 두세 개의 치아를 동시에 움직일 때보다 한 개의 치아만을 움직일 때 저항이 작아(R↓) 이동거리를 과감히 늘릴 수 있다(D↑).

기 존의 고정성 교정학에서나 투명교정에서나 재료의 물성을 생리적인 치아이동과 결부시키는 원리는 거의 같다. 치아에 교정력을 가할 때 급격한 힘을 가하거나 한꺼번에 지나치게 먼 거리를 이동시키려는 시도는 치아로 하여금 생리적 한계를 넘어 병리적 상태에 이르도록 한다. 투명교정에서는 위험한 힘의 적용이 '장치 장착 불가'라는 현실에 부딪혀 애당초 불가능하지만, 지나치게 급박한 장치교체 등의 무리한 진행에 노출된다면 그에 따른 시술 부작용이 발생할 염려가 있다.

2 투명교정의 재료학

투명교정 장치를 장착하는 순간 치열궁의 모든 치아는 다양한 힘(force, load)을 받기 시작한다. 이와 동시에 교정장치 역시 치아 또는 치열의 저항력(pressure)에 직면한다.

치아는 설정된 방향으로 어느 정도 이동(dislocation)하고, 장치는 이와 반대 방향으로 영구변형(permanent deformation, 이하 deformation으로 줄여서 씀)되는 선에서 평형(equilibrium)을 이룬다. 이러한 평형상태에서는 투명장치 내의 교정 에너지는 바닥나고 현상유지조차 힘겨워진다. 이는 재료학적 관점에서 '응력-변형곡선'(stress-strain curve)으로 설명된다.

응력(σ, stress) 단위면적(A)당 가해지는 힘(F)의 비율(F/A). 똑같은 힘이라도 넓은 영역에 가해지면 응력이 낮고, 좁은 영역에 집중되면 응력이 높다.

변형(ε, strain) 원상태(L)에 대해서 형태변화(l)된 정도(l/L). 응력에 의해 발생된다.

탄성범주(0~3, elastic range) 힘이 제거되면 물체가 원상태로 되돌아갈 수 있는 범위를 말한다.

탄성률(E, modulus of elasticity) 곡선 중 탄성범주 내에서의 기울기(σ/ε)를 말하며 유연한(flexible) 물질은 완만한 기울기, 뻣뻣한(stiff) 물질은 급격한 기울기를 보인다.

탄성한계(3, elastic limit) 물체가 탄성(elasticity)을 지닐 수 있는 최대한의 강도를 말하며 항복강도(yield strength)라고도 한다.

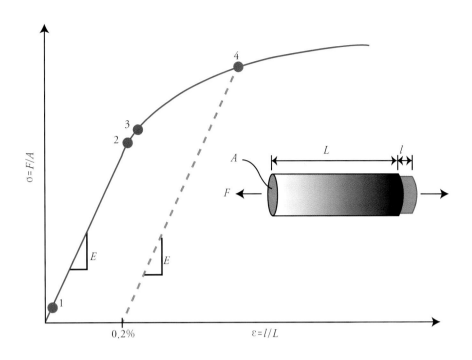

소성범주(3~4, plastic range) 탄성한계를 넘어서는 응력에 의해 물체에 영구 변형이 일어나는 범위로서, 힘이 제거되어도 원상태로 되돌아가지 않는다.

최대인장강도(4, ultimate strength) 이 점을 넘어가면 물체의 파절(fracture)이 일어난다.

투명교정 장치는 비교적 유연한(flexible: 기울기가 완만한) 재질로서 낮은 응력에서도 쉽게 변형이 일어나며 결국 탄성한계를 넘어 소성범주에 도달한다.

치아의 저항력이 큰 경우나 이동한 치아의 회귀(recurrence) 성향이 큰 경우에도 변형이 발생하기 쉬우며, 어느 한 부분에 인장력(tensile force)이나 전단력(shear force)이 집중될 경우에도 과도한 응력이 발생할 수 있다. 예를 들어 이동량(D)이 과다하게 설정된(displaced) 치아와 고정된(anchored) 치아가 서로 이어지는 접점부위의 경우 단위면적(A) 감소와 이에 따른 응력(F/A) 증가로 인해 영구변형이 급격히 일어날 수 있고, 전치부 이동설정 시 절단면 양끝이 너무 날카로운 경우(단위면적 A 감소) 과도한 응력발생(F/A 증가)에 의한 변형이 초기

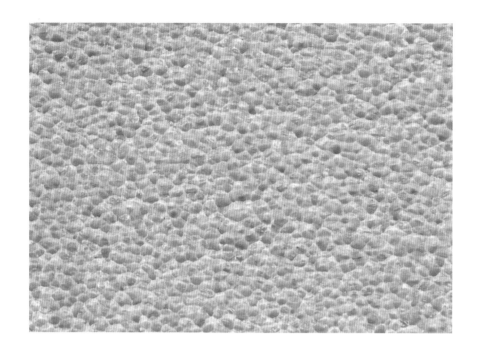

투명장치의 제작에 사용되는 EVA (ethylene-vinyl acetate)의 미세구조. 구강 내에서 지속적인 부하 (load)에 노출되면 분자 간의 결합이 쉽게 끊어져 재결합이 불가능해진다.

에 일어나 교정 에너지를 쉽게 고갈시킬 수 있다. 가끔 그 부위에 최대인장강도를 초과하는 응력이 가해져서 파열(rupture)이 일어나기도 한다.

반면에 이동치열과 고정치열 사이에 치아 상실 부위(완충 역할)가 존재하거나, 광범위한 치열을 동반 이동하는 경우 넓은 영역에 골고루 힘이 작용(단위면적 A 증가)하여 응력이 적어지므로(F/A 감소) 탄성범주 안에서 오랫동안 교정에너지를 발휘하게 된다.

장치의 영구변형을 예측하여 다음과 같이 임상에 유리하게 활용할 수도 있다.

과잉교정(over-correction)

목표로 하는 치아 이동위치보다 더 먼 이동거리를 의도적으로 설정함으로써 영구변형 속에서도 이동목표를 달성하도록 한다.

복제장치(duplication)

영구변형을 전혀 겪지 않은, 현재 장치와 똑같은 새 장치이다. 현재 장치 장착에 의해 저항력(R)과 이동거리(D)가 줄어든 치열에 (교정 에너지를 상실한 현재 장치 대신) 장착하여 치아를 이동목표에 더욱 근접시킨다.

투명장치는 환자가 장시간 장착하게 되므로 응력 적용시간이 길어서 필연적으로 영구변형이 일어난다. 치아 이동량도 대부분 목표치를 밑돌게 마련이다. 이처럼 변화량을 그때그때 확인한 연후에야 다음 장치의 설계가 가능하다는 것이 '투명교정 장치 재료의 불편한 진실'이다.

투 명교정을 신속하고 안전하게 시술하기 위해서는 장치가 지닌 재료학적 특성을 잘 이해해야 한다. 특히 장착에 필요한 탄성과 응력 누적에 의한 소성을 함께 지닌 투명교정 장치의 물성이, '장착 결과 예측불허'라는 냉혹한 임상현실을 만들어낸다. 이를 무시한 다단계 예측(serial) 장치 제작은 자칫 심각한 결과를 낳을 수도 있다.

3 투명교정의 치아이동

투명교정 장치는 과연 치아를 어떻게 이동시킬 것인가.

이제까지 와이어 교정이 일반화되면서 치아이동의 형태는 대체로 와이어 교정의 테크닉과 결부되어 설명되어온 것이 사실이다. 그러나 전통적 (conventional) 교정의 기본 개념들 중에서 투명교정의 치아이동을 꼭 맞게 설명할 수 있는 것은 많지 않다. 그만큼 투명교정은 이전 세대의 교정과 근본적으로 다른 시스템이며 전혀 다른 동선(動線)의 법칙을 따르고 있다.

투명교정은 치아이동의 동력으로 '이동 설정된 투명장치의 장착'을 이용하기 때문에 치아에 장치가 탄성으로 삽입되어 치관 전체(치경부 심지어 치근부까지)를 감싸 쥐는 형상을 하게 된다. 고정성 교정처럼 각형 와이어의 복원력과 토크(torque)를 이용할 수는 없지만 노출된 치관의 전체, 심지어 하방치은까지도 작용영역(action area)으로 삼기 때문에 치면의 한 점(브라켓 부위)을 작용점 (action point)으로 하는 와이어 교정과는 매우 다른 성격의 모멘트(moment)가 발생한다. 이동에 포함된 치아의 개수, 치열의 범위와 연관되어 생역학적이고 재료학적인 한계 내에서 3차원적으로 무한대 가짓수의 움직임이 가능하기 때문에 이동의 형태를 몇 가지로 나눈다는 것 자체가 무의미할 수도 있다.

작업 모형에서 고안할 수 있는 치아이동의 가짓수는 헤아릴 수 없다. 그럼에도 투명교정 임상과 기공에서 가장 빈번하게 거론되는 치아이동 중에는 이른바 '비조절성 경사이동'(uncontrolled tipping)과 '조절성 경사이동'(controlled tipping), 그리고 '치체이동'(translation, bodily movement)이 있다. 이 셋만을 가지고 논한다면 투명교정의 치아이동은 "비조절성 경사이동보다 크고, 치체이동보다 작다"라고 답할 수 있다. 투명교정 기공사는 대개의 경우 모형 상에서 완전한 치체이동 설정을 하지만 임상현실에서는 그대로 이루어지지 않는다. 이것은 일상적으로 발생하는 투명장치의 불완전 장착(low fitness)과 영구변형(deformation)의 복합적 문제 때문이다.

설령 장치가 치아 면에 밀착되어 치관 전체를 힘껏 감쌌다 하더라도 치근부위에 존재하는 저항중심(center of resistance)에 대해 지렛대원리가 작용한다. 그리고 저항중심에서 먼 교두나 절단 부위를 움직이는 데 필요한 힘보다 저항중심에서 가까운 치경 부위를 움직이는 데 필요한 힘이 큰 상황에서, 균일한 재질로 균일한 거리를 움직이는 것은 논리적으로도 불가능하다. 그렇다고 재래의 가철성 장치에 달린 스프링이 밀쳐내는 것과 같은 비조절성 경사이동은 일어나지 않는다. 투명교정 장치는 어떻게든 치아 자체를 감싸 쥐고(grasp) 있기 때문에 어느 정도의 모멘트는 반드시 존재하기 때문이다. 이 점은 액티브 플레이트(active plate) 등 재래의 가철성 장치의 기능을 뛰어넘는 투명교정 장치만의 뚜렷한 차이점이기도 하다.

투명교정에서 조절성 경사이동이나 치체이동의 결과를 얻기 위하여, 다음과 같이 응력을 최소화하거나 변형을 역이용하는 방법이 시도되고 있다.

① 치아 이동의 거리(D)를 미량으로 설정하여 장기간 탄성한계를 넘지 않도록 한다.
② 매우 두꺼운(extra-hard)) 장치를 사용하여 치경부나 치근부의 저항력을 극복한다.
③ 현재 기울어진 방향과 정반대로 이동형태를 설정하는 일종의 과잉교정(over-correction)을 통해 치경부에 초기 교정력을 집중시킴으로써 장치의 변형에도 불구하고 목표로 하는 이동(치체이동)을 달성한다.

저항중심 center of resistance
치아에 힘을 가할 때 회전운동 없이 직선운동을 일으킬 수 있는 적용점.

모멘트 moment
저항중심 이외의 점에 힘이 가해질 때 치아가 회전하려는 경향(tendency).
(초기 회전력: g) × (힘 작용점에서 저항중심까지의 거리: mm)

경사이동 tipping
치근부보다 치관부가 더 많이 이동하는 치아이동 형태.
치관부위에 모멘트가 작용하는 조절성(controlled)과 모멘트 없는
비조절성(uncontrolled)으로 나뉜다.

치체이동 translation, bodily movement
치관부위와 치근첨이 동일한 방향과 동일한 거리로 움직임.

불완전 장착 low fitness
투명교정 장치가 구강 내 치열에 정확히 안착되지 못한 상태로서,
이동설정(set-up) 부위 치아의 절단이나 교두와 장치
내면 사이에 빈 공간이 과도하게 잔존한다.

영구변형 deformation
어떤 재료가 응력에 의해 탄성한계를 넘어 소성범주에 도달함으로써
원래 형태로 되돌아갈 수 없는 현상.

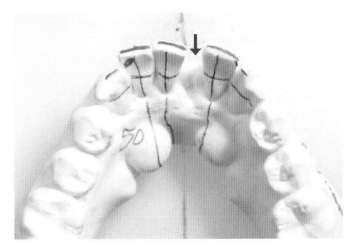

원 모형 #41 발치 공간이 매우 넓다.

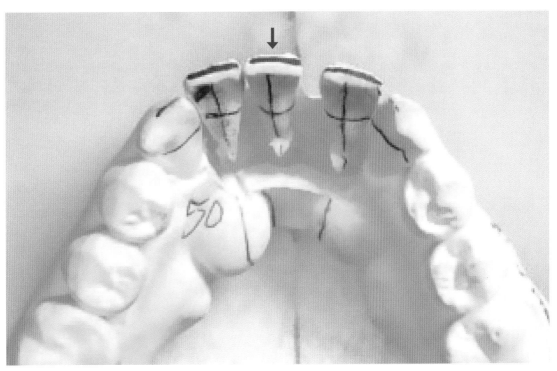

이동설정 모형 #31 기울어진 방향과 반대 경사로 이동설정하였다.
연필로 그어진 치축선(axis line)의 각도를 비교해보자.

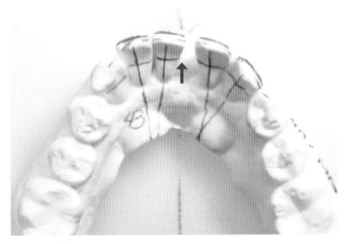

결과 치체이동과 유사한 효과로 인해 #31과 #42의 치경부 간격이
많이 좁혀졌음을 볼 수 있다.

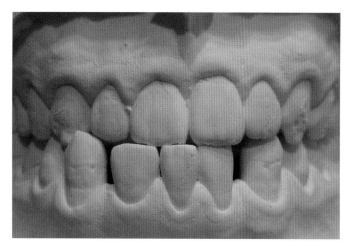

하악 전치부 형태이상과 반대교합 치조골까지 돌출되어 있으므로
설측방향으로 치체이동이 필요하다.

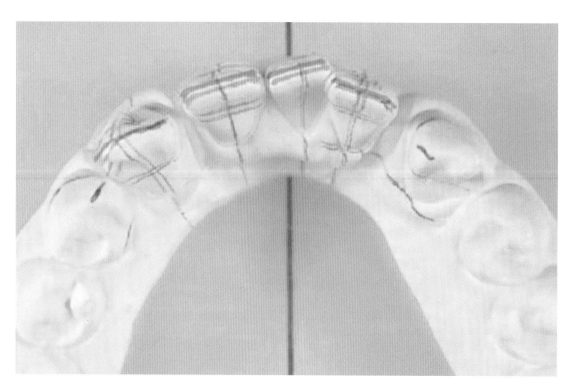

치체이동을 실현하기 위해 이동거리(D)를 미량으로 설정하여 서서히 움직인다. 0.5mm 이내.

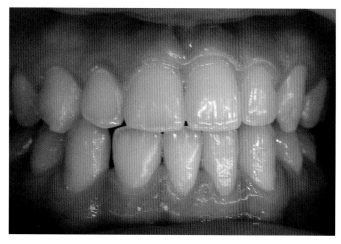

설측방향으로 연속적인 치체이동의 결과 반대교합이 해소되고
치아이동 부위의 치조골 함몰이 이루어졌다.

4 투명교정의 고정원

　고정원(anchorage)이란 '치아이동을 이루려는 목적으로 일정한 해부학적 단위에 의해 제공되는, 변위(displacement)에 대한 저항성'이다. 여기서 말하는 해부학적 단위(anatomic unit)란 치아나 치열, 구개(palate), 하악 설측 치조골, 후두부(occiput), 경부(neck)를 지칭한다. 매우 정확하긴 하지만 비교적 고전적인 정의이다. 치과 임플란트가 일반화되고 보철과 교정의 복합 치료가 광범위하게 이루어지는 현대 치의학에서는 고정 단위(anchoring unit) 개념의 변화가 불가피하다.

　투명교정학의 관점에서 구내 고정원(intraoral anchorage)은 인위적(artificial) 고정원과 자연적(natural) 고정원으로 크게 나눌 수 있다. 먼저 '자연적'이라 함은 자연치아의 치근이나 구강 내 해부학적 구조를 이용하는 것이고, '인위적'이라 함은 인공적으로 설치되거나 구강 내에 식립된 구조를 이용하는 것이다.

　인위적 고정원의 대표적인 것으로는 임플란트 보철물, 투명장치 버튼 등이 있는데 '고정 능력'(anchorage value)이 가장 높고 안정적이라고 할 수 있다.

　한편 이보다는 불안정하지만 주로 자연치아의 치근과 치조골과 같은 자연적인 구강조직의 저항을 이용하는 자연적 고정원은 소극적 고정원, 적극적 고정원, 예방적 고정원 등으로 나눌 수 있다.

소극적 고정원(defensive anchorage)

　투명장치 장착 시 제자리에서 움직임에 대한 저항만을 제공하는 '방어적인'(defensive) 고정원으로서 가장 보편적으로 사용된다. 움직이려는 치아나 치열

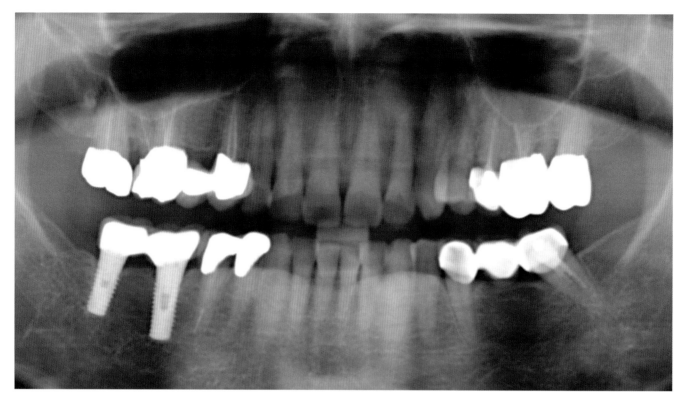

70세 여성환자가 하악 중절치 돌출 불만으로 교정을 시작했다.

하악 우측의 임플란트는 투명교정에서 가장 선호하는 인위적 고정원이고,

하악 좌측의 브리지는 자연적 고정원 중에서는 가장 안정적인 고정원이다.

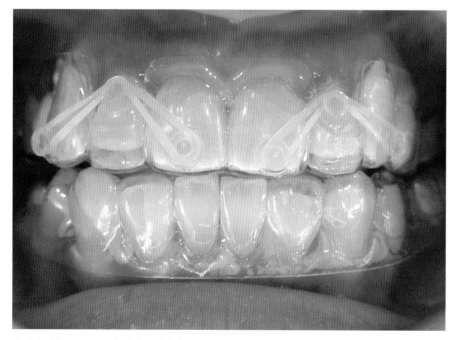

측절치 정출(extrusion)을 위한 투명장치 버튼(인위적 고정원).

보다 더 큰 저항력을 지녀야만 하므로 치근의 표면적이 늘어날수록 유리하다. 대체로 경사이동 성향의 힘에 노출되며 의도치 않은 '고정원 손상'(anchorage slippage)이 발생하기도 한다. 특히 6전치 후방이동(retraction)의 경우 소구치의 저항성이 취약하므로 근심경사(mesial tipping)가 일어나 식편압입(food impaction)이 발생하기도 한다.

반면에 보철적 목적으로 장착된 연결(splinted) 크라운이나 브리지 등의 소극적 고정원은 치체이동 성향의 힘에만 노출되는데다가 합쳐진 치근의 개수도 많아지므로 고정 능력이 극도로 향상되어 '인위적 고정원'과 흡사한 안정성을 갖는다.

적극적 고정원(aggressive anchorage)

어느 한쪽의 치아나 치열을 움직일 때 발생하는 저항이 다른 한쪽의 치아나 치열을 움직이는 데 사용되어 양쪽 모두가 비정상적 위치에서 더욱 바람직한 위치로 이동하는 것을 말한다. 이때 양쪽 부위의 치아는 움직이면서 저항하는 셈이므로 '공격적'(aggressive) 성향을 갖는다. 신속하고 효율적인 교정을 가능하게 하므로 빈번하게 사용되고 있다.

예방적 고정원(preventive anchorage)

움직여왔던 치아나 치열은 저항(R)이 작아질 뿐 아니라 회귀(relapse) 성향이 크므로 고정 능력이 취약하다. 이것을 새로운 고정원으로 이용할 때는 이동방향과 동일하게 약간 이동설정을 해놓아야만 고정 단위의 역할을 제대로 할 수 있다.

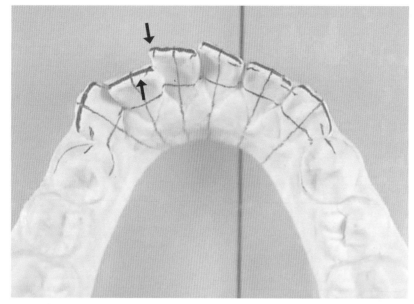

① 원 모형.

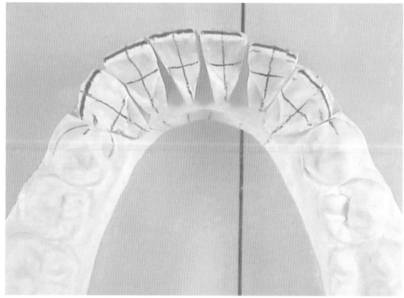

② 이동설정 모형.

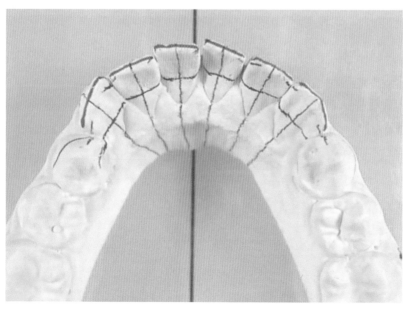

③ 결과.

✚ 들쑥날쑥한 치열의 각 치아들은 더 바람직한 위치로
이동설정했을 때 서로서로 '적극적 고정원'이 되어 효율적인 교정에 기여한다.
이때 구치부는 '소극적 고정원'이 된다.

개교합(open-bite) 교정시술에 사용되는
상하악 치아면 부착 버튼.
고무링(elastics)에 의해 교정력을 받는
모든 치아들은 적극적 고정원에 해당된다.

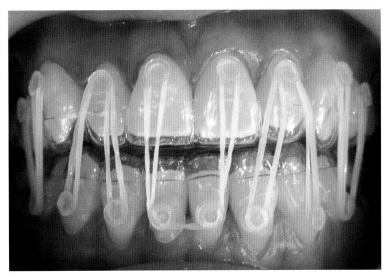

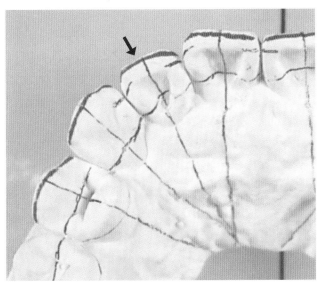

순측 이동 직후의 측절치가 중절치와 견치를
내측 이동시키기 위한 고정원으로 사용될 예정이다.

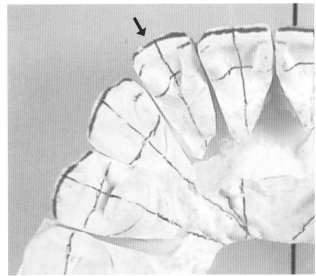

움직이던 방향으로 추가이동 설정되었다.
예방적 고정원이다.

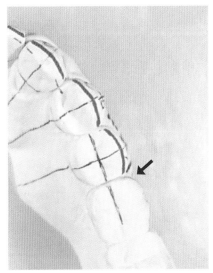

6전치 후방견인 도중 #45 원심면에 '고정원
손상'이 발생하여 #46과 틈이 벌어졌다.

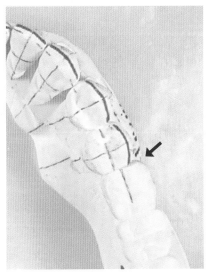

모형 상의 공간폐쇄 설정으로
복원시켜야 한다.

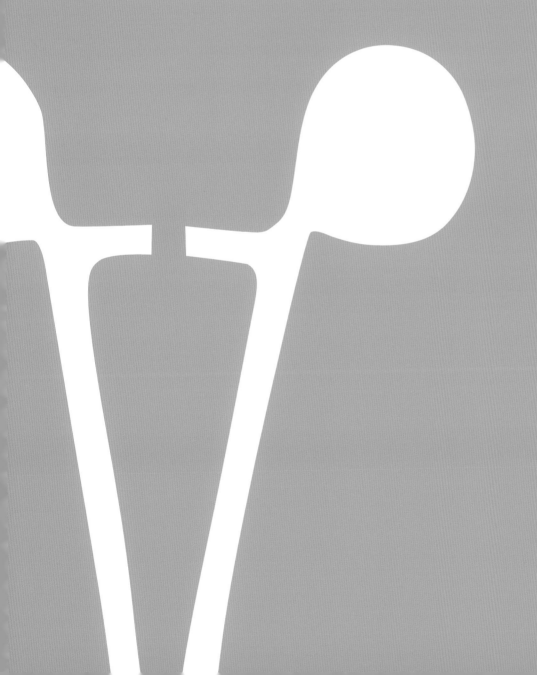

III
투명교정의 임상

1 투명교정 가뿐하게 시작하기

"상상한 대로 자유롭게 움직여라." 이 같은 모토 아래 이루어지는 투명교정은 많은 부분의 작업을 기공소에서 대행해주므로 '1회 진료시간'(chair time)이 비교적 짧고 간편한 시술방식이다. 치아가 벌어져 틈새가 넓은(spacing) 환자의 경우는 장치를 단순히 끼워주기만 하면 되는 경우도 있어서 1회 진료시간이 제로에 수렴하기도 한다. 투명교정은 교정적 요소와 보철적 요소가 융합(converged)되어 임상의 편의성을 극대화한 치료이고 전 과정이 보철치료와 유사하므로 교정을 전문으로 하지 않는 일반 치과에 최적화(optimized)된 시스템이라 할 수 있다.

임상 진단→방사선 진단→구강 준비→인상 채득→모형 분석→모형 정리와 기록 보관→기공 작업→장착 전 구강 처치→기공물 장착 등 전체 프로세스는 보철치료와 엇비슷하다. 단지 그 효과가 '치아를 움직인다'는 점이 크게 다를 뿐이다. 물론 시술 도중에 점검하고 판단해야 할 요소가 적지 않지만 일단은 몸에 익은 보철치료를 한다는 기분으로 홀가분하게 교정치료를 시작해보자.

임상 진단

일단 환자의 주소(chief complaint)를 경청하고 무엇이 불만인가를 정확히 알아내야만 한다. 투명교정은 환자의 입장에서 환자의 소원을 이루어주는 데 중점을 두기 때문이다. 그런 다음 구강상태를 보고 치아나 연조직에 병리적 상태가 없는지, 혼합치열의 경우 영구치의 맹출상황이 어떠한지, 교정을 하는 데에 기타 장애가 되는 요소는 없는지, 다각도로 관찰을 한다.

방사선 진단

임상진단으로 알 수 없는 정보는 파노라마 사진을 통해 얻을 수 있다. 파노라마 상에서는 움직일 수 있는 치아와 움직일 수 없는 치아를 판별하고 치근의 길이나 모양, 치조골의 상태 등을 보고 움직일 치아의 저항력(R)과 경사도를 가늠해볼 수 있어 모형 이동설정 시 참고할 수 있다. 특히 현재의 구강질환을 정확히 알아냄으로써 교정시술과 더불어 어떠한 치료(근관치료, 크라운 & 브리지, 발치, 임플란트 등)가 병행되어야 하는지 종합적인 판단을 하고 이에 맞는 시간계획을 세울 수 있다.

구강 준비

인상을 채득하기 전에 정확한 모형을 도출하기 위해서는 구강이 청결할수록 좋다. 한편 현재 상태 그대로가 모형에 표현되어 진단자료로 사용될 필요가 있으므로 정밀한 기공작업을 곤란하게 하지 않을 정도로만 이물질을 제거한다. 그러고 나서 초진 시 상태가 사실적으로 인기(印記)되도록 준비한다.

인상 채득

알지네이트와 같은 재료를 이용한 깔끔하고 정확한 인상이 필수이다. 과도하게 돌출된 치아의 경우 인상 트레이 바닥에 닿아 인상재를 뚫기도 하는데 모형 왜곡의 한 원인이 되므로 각별히 주의해야 한다. 치아의 순협측 표면이 뜯기거나 치은측 치간공간(gingival embrasure) 부위가 갈라져서 뒤집혀 나오는 경우, 석고를 붓기 전에 치과의사가 눈으로 확인하고 직접 핀셋 등으로 누르거나 집어서 원위치시켜 주어야 한다.

모형 분석

석고모형이 도출되면 적당한 건조 및 경화시간을 거친 후, 상악과 하악의 석고모형을 중심교합(central occlusion)으로 맞춰보는 데 방해되는 가장자리의 불필요한 부분은 모두 잘라낸다. 석고 테두리가 교합에 방해가 되지는 않더라도

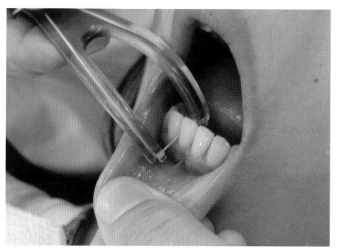

인상 채득 전에 치열의 이물질을 제거하여 청결하게 해놓는다.

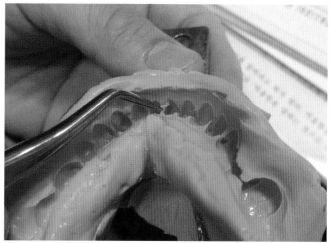

인상체 내의 순협측 표면이 뜯기거나 치은측 치간공간 부위가
뒤집혀져 있다면 원위치로 바로잡는다.

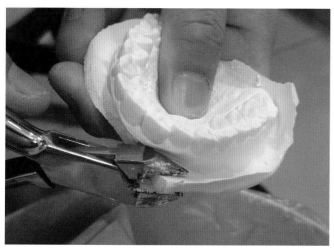

석고모형이 도출되면 플라이어 등의 기구를 이용하여
모형 테두리(과잉 부위)를 절단해낸다.

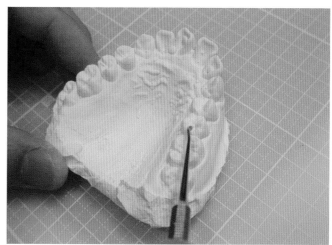

교합면 기포를 살살 떼어낸다.

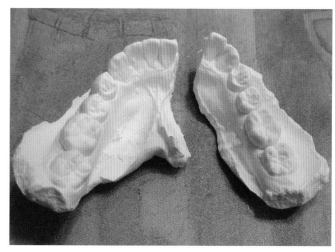

하악모형은 제대로 건조되지 않은 상태로 절단작업을 할 경우
파절이 일어날 수 있다. 이때에는 모든 작업을 중단하고 좀 더 건조시킨 후
완충재질로 조심스럽게 포장하여 기공소로 보낸다.

사진촬영 시 치열형상을 가리는 부분이 있다면 이것 역시 제거하는 게 좋다. 치아의 교합면 기포도 정밀한 중심교합 재현에 지장을 주므로 예리한 기구로 떼어낸 후 재차 상하악 간 교합을 맞춰본다. 이러한 상태에서 환자의 주소와 연관된 치열의 문제점을 살피고 향후 교정전략을 수립한다.

만일 석고모형을 다루는 과정에서 파절이 발생하면 그 상태 그대로 안전하게 포장하여 투명교정 기공소에 보내면 정확하게 재부착해서 기공작업을 진행하게 된다. 극도의 정밀성을 요하는 보철기공과는 달리 교정기공의 경우에는 이 정도의 편차가 문제를 일으키지 않기 때문이다.

모형 정리와 기록 보관

모형(plaster model)이라는 것은 효율적인 교정치료를 위한 시각정보(visual information)의 일종이므로 공간을 많이 차지하는 석고모형을 비좁은 치과에 보관해두는 것은 번잡할 뿐 아니라 디지털시대에 불필요한 방법이다. 물론 보관할 수 있는 공간이 있는 치과라면 환자의 이해를 돕기 위해 첫 모형을 보관해두는 것이 좋다. 모형을 기공소로 보내기 전에 디지털카메라 등 영상기록장비를 사용하여 여러 각도에서 바라본 모형 사진을 촬영한 후 치과 컴퓨터에 체계적으로 저장하고 관리한다.

이 사진들은 다음과 같은 효용가치를 지닌다.

① 치과의사가 교정기공사와 치료계획에 대해 의견을 교환할 때 필수적이다.

② 매 단계마다 장착 전후를 비교 검토하는 데 중요한 임상자료가 된다.

③ 환자에게 진행상황을 보여줌으로써 긍정적 반응을 이끌어낼 수 있는 시각적 매체가 된다.

④ 체계적인 영상기록물을 통해 과거 치료의 문제점과 성과를 돌이켜 봄으로써 한 단계 발전된 투명교정 치료를 가능하게 한다.

한편 상악이나 하악 중 어느 한쪽만 치료하는 편악교정의 경우 교합상황 점검과 사진촬영을 위해 대합치 석고모형을 치과에서도 보관해두는 것이 바람직하다.

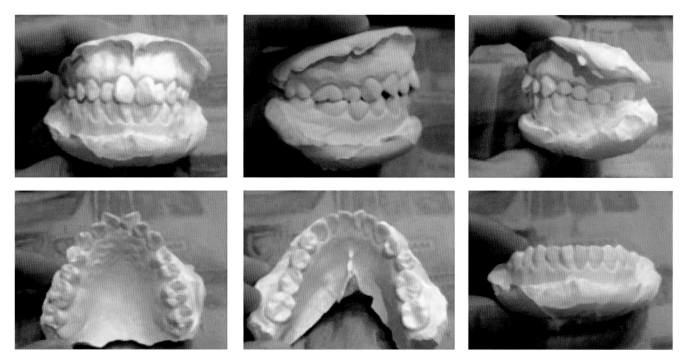

상하악을 교합시킨 정면, 우측면, 좌측면 그리고 상악 교합면, 하악 교합면, 하악 정면 등
표준 각도에서 촬영한 사진들을 디지털 공간에 저장해놓으면 다양한 용도로 활용할 수 있다.

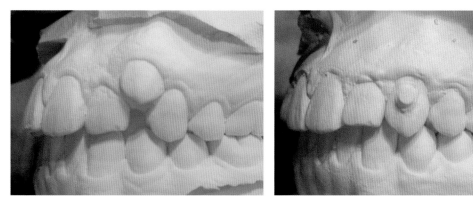

주목해야 할 부분은 특별한 각도에서 근접 촬영해 저장 후
단계별로 비교해보면 교정 과정 확인에 큰 도움이 된다.

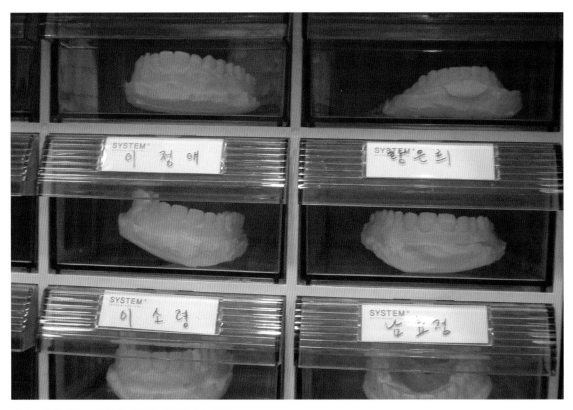

편악교정인 경우 교합상황 점검 및 사진촬영을 위해
대합치 모형을 치과 내에 보관한다.

2 투명장치 장착 전 준비

기공소에서 모형의 최종 이동설정(final set-up)이 완료되는 즉시 기공사는 영상기록 처리를 하여 설정결과를 확인해볼 수 있는 프로그램 내용(contents)을 치과에 이메일로 전송한다. 치과의사는 받은 메일을 설정 프로그램 전용 폴더에 별도로 저장하고, 본인은 물론 치과 스탭들이 시술 직전에 진료실 컴퓨터에서도 쉽게 열람할 수 있도록 체계적으로 정리해놓는다.

치과의사는 저장을 마친 프로그램을 열어서 어떤 치아를 어느 방향으로 얼마만큼 이동했는지 파악한다. 기공작업 시작 전 협의한 내용이 어떻게 기공에 반영되었는지, 스트리핑 위치와 스트리핑 양, 교합조정할 부위, 버튼 부착 여부 등이 임상시술의 단계별 계획에 제대로 부합하는지를 점검하고 나서 문제점이 발견되면 기공소와 다시 협의한다.

투명장치 장착 이전에 치간 삭제(stripping), 교합 조정, 버튼 부착 등의 사전 준비 시술이 예정되어 있는 경우에는 이에 필요한 기구나 재료의 재고나 고장 여부의 상태를 확실히 파악하고 대비한다.

치간 삭제(stripping) 준비

스트리핑을 위한 준비물에는 스트리퍼, 스트리핑 앵글, 스페이스 게이지, 스트리퍼 거치대, 화이트 스톤 버, 불소 겔, 불소 트레이 등이 있다. 환자 내원 시 도구 결함이나 미비 등으로 인해 스트리핑해야 할 부위에 시술을 하지 못하는 상황이 생긴다면 정성스레 준비한 투명장치를 장착할 수 없는 곤란한 지경에 처하게 된다. 그러므로 임상도구의 현황을 늘 점검하고 미리 챙길 필요가 있다.

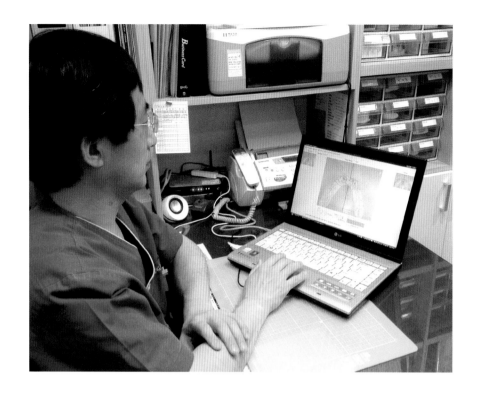

치과의사는 투명교정 기공소와 치아이동 설정 프로그램을 공유하게 된다.

스트리퍼(stripper)

치아와 치아 사이에 삽입하여 인접면 법랑질(proximal enamel)을 삭제하기 위한 기구이다. 스트리핑의 양에 맞추어 부착입자의 크기와 결합입자층의 두께가 각기 다른 여러 등급의 스트리퍼가 사용된다. 임상에서 흔히 요구되는 스트리핑의 양은 0.2mm, 0.3mm, 0.4mm, 0.5mm 등이므로 각각의 삭제량에 적합한 스트리퍼를 순서대로 사용해서 치간공간을 만들어야 한다.

현재 시판 중인 스트리퍼(인텐시브®)는 색깔별로 구분되어 있는데 오랜 시술 경험에 의하면, 가장 입자층이 두껍고 표면이 거친 것은 고동색(입자 지름 60μm) 점으로 표시된 스트리퍼로 0.5mm 이상 삭제 시 처음 적용하면 되고, 스트리핑 양이 0.3~0.4mm인 경우 빨간색(40μm) 점으로 표시된 스트리퍼, 0.2mm인 경우 하얀색(25μm) 점으로 표시된 스트리퍼를 치아 사이에 처음 적용하면 된다. 항상 고동색 → 빨간색 → 하얀색 → 노란색 순으로 적용하는데, 마지막은 가장 입자가 미세한 노란색(15μm) 점으로 표시된 스트리퍼를 사용해서 삭제된 표면

기공소에서 전송한 메일의 프로그램을 열어서 치아의 이동설정 내용을 확인한다. 모형 사진의 파란색 점이 교합조정할 부위이며 우측 치궁 순협측의 빨간색 화살표가 스트리핑 위치이다.

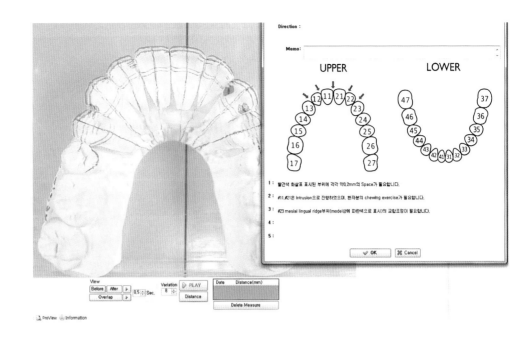

을 윤이 날 정도로 매끈하게 마무리(polishing)한다. 이 시술법은 삭제된 에나멜 면의 치태 부착(plaque retention)을 미연에 방지하는 효과가 있다.

스트리퍼 준비 시 주요 점검사항은 다음과 같다.

① 스트리퍼의 구조적 손상(frame breakage) 유무

② 스트리퍼 날의 마모(rub-off) 정도

현재 사용되는 스트리퍼는 대개 작은 활모양으로 생겼는데 오래 사용해 부하(stress)가 누적되거나 어느 순간 과도한 힘(load)에 노출될 경우, 작용 날과 날 지지대(holder)를 연결하는 접합부위가 떨어질 수 있다. 이 경우 시술 자체가 불가능하므로 스트리퍼가 구조적으로 견고한 상태인지 미리 확인함은 물론, 예기치 않은 파손에 대비하여 여분의 스트리퍼를 두께별로 늘 구비하고 있어야 한다.

날의 마모도 역시 스트리핑의 효율성에 영향을 미칠 뿐 아니라 삭제된 에나멜 면의 거칠기를 좌우하므로 매우 중요한 요소이다. 입자가 지나치게 닳아 없어진 날은 삭제 시 과도한 힘을 유발하여 법랑질 훼손이나 기구 손상의 원인이 될 수 있으므로 날의 상태를 자세히 관찰하여 적절한 시점에 폐기하고 새로운 스트리

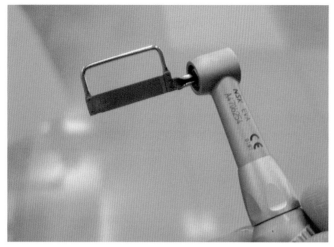

스트리핑 앵글에 장착된 스트리퍼.

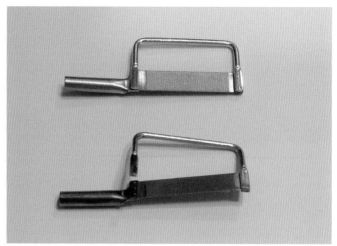

정상 구조의 스트리퍼(상)와 파손된 스트리퍼(하).

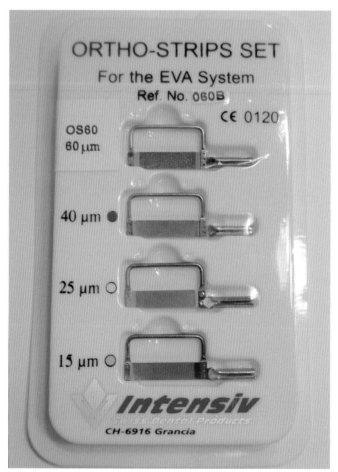

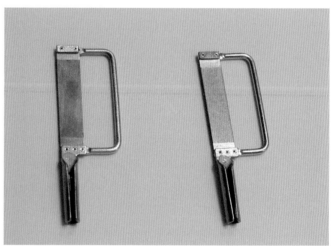

입자가 마모된 스트리퍼(좌)와 새 스트리퍼(우).

스트리퍼는 날 면에 부착된 입자의 지름에 따라
단계별로 4가지가 있다. 각 단계는 알기 쉽게 색깔로 표시되며
빨간색, 하얀색, 노란색이 주로 사용된다.

퍼로 교체해야 한다. 특히 에나멜 표면을 매끈하게 마무리하는 노란색 표시 스트리퍼 날이 제 기능을 발휘하지 못했을 경우, 거친 표면이 그대로 남아서 치간 우식발생 등 예후에 적잖은 영향을 미치므로 날의 마모 상태에도 늘 유의해야 한다.

스트리핑 앵글(stripping angle)

스트리핑 시술에는 핸드 타입의 스트리퍼를 사용하기도 하지만 구강 내에 적용하기가 매우 힘들고 비효율적이기 때문에 보통 기계적(machinary) 앵글을 사용한다. 이 기기는 일반적인 로스피드 앵글과는 달리 직선 왕복운동에 의한 삭제 기능을 수행하므로 톱질을 하듯 치간에 삽입하여 법랑질을 제거하게 된다. 물론 제품마다 내구성이 다르지만 영구적일 수는 없고 임상에서 잘못 사용하거나 기기 자체의 고유수명이 다하면 어느 순간 고장이 나서 주요 부분을 폐기할 수밖에 없다.

앵글 헤드를 살펴보면 몸체부의 회전운동을 직선운동으로 변환시켜주는 공이가 있는데 앵글 회전을 고속 모드(high)로 설정해놓고 사용하는 경우 이 부분이 손상되어 고장이 날 수 있다. 그러므로 앵글을 좀 더 오래 사용하려면 반드시 유닛 계기판을 저속 모드(low)로 바꿔서 스트리핑을 시행해야 한다. 또한 불시에 발생하는 고장에 대비하여 여분의 새 앵글을 늘 비치해두어야 한다.

스페이스 게이지(space gauge)

치간 삭제에 의해 생기는 공간은 스트리퍼 사용경험에 의해서 눈대중으로 형성할 수도 있지만 스페이스 게이지를 이용하면 좀 더 정확히 할 수 있다. 이 기구에는 투명교정 임상에서 일반적으로 사용되는 두께(0.2mm, 0.3mm, 0.4mm) 외에도 다양한 두께를 측정할 수 있는 금속판(steel plate)이 장착되어 있다.

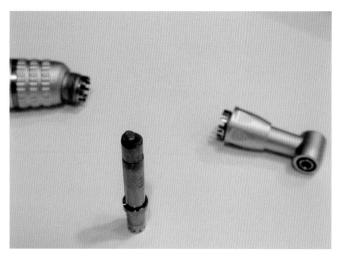

고속 모드에 놓고 사용하여 부품이 손상된 스트리핑 앵글.

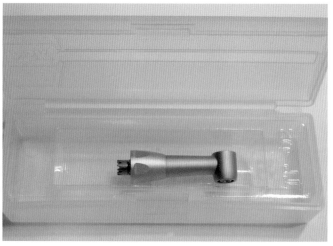

임상시술 도중 발생할 수 있는 고장에 대비하여
여분의 앵글헤드를 구비해놓는다.

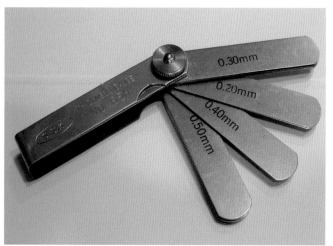

스페이스 게이지.

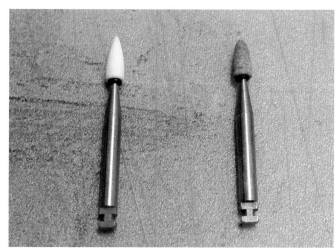

화이트 스톤 버.
왼쪽이 새 것이고 오른쪽이 쓰던 것이다.
시술 시 늘 새것을 사용하도록 한다.

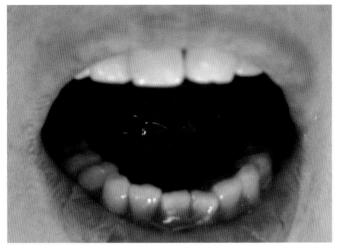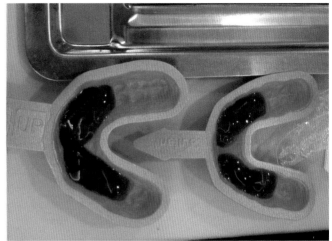

화이트 스톤 버(white stone bur)

스트리핑을 마친 치아는 교합면 또는 절단에서 보았을 때 삭제면과 순협면, 삭제면과 설측면 모서리가 각이 지게 되므로 심미적인 문제는 물론 위생적인 문제가 발생한다. 치아와 치아 사이의 음식물 저류로 인해 식사 후 미관상의 문제가 생길 뿐 아니라 칫솔모가 닿기도 어려워서 치태가 축적되기도 한다. 이 각진 부위를 치아형태학적으로 자연스런 이행곡면으로 다듬기 위해 화이트 스톤 버를 치간공간(embrasure)에 적용하는 것이 좋은데, 여러 번 사용된 버는 끝이 둥글고 무디므로 효과가 거의 없고 끝이 뾰족하게 살아 있는 새로운 버가 효과적이므로 새것을 버 스탠드(bur stand)에 늘 구비해놓는다.

불소 겔(gel)과 불소 트레이(tray)

최종 스트리퍼 날(노란색 점 표시, 입자 지름 15㎛)에 의해 삭제된 인접 치면은 아무리 매끄럽다고 해도 자연 상태의 치면보다는 우식에 취약하다고 볼 수 있으므로 그 부위는 반드시 불소도포 처리를 해주어야 한다. 이를 위해 스트리핑 시술이 있을 경우 반드시 불소 겔과 상, 하악용 불소 트레이를 준비해두어야 한다.

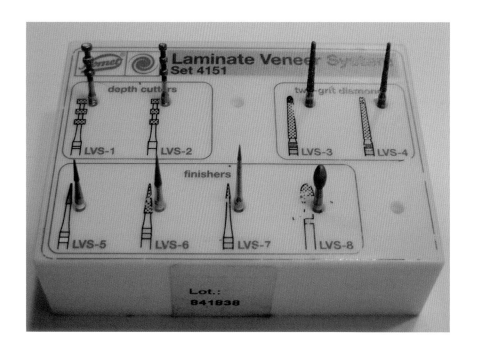

교합조정용 미세입자 버(bur)

교정을 시술하는 과정에서 교합조정이 필수적인 경우가 있다. 이때 법랑질을 살짝 삭제한 후에도 활택함을 유지해주는 하이스피드 핸드피스용 버가 필요하며, 삭제부가 매우 미세한 다이아몬드 입자로 코팅되어 있는 것(fine-grit diamond bur)이 좋다. 이 버는 교합조정 외에도 치아의 미관을 해치는 순협측 불규칙 표면이나 비심미적인 전치 절단면에 대한 법랑질 성형술(enameloplasty)에도 종종 사용된다.

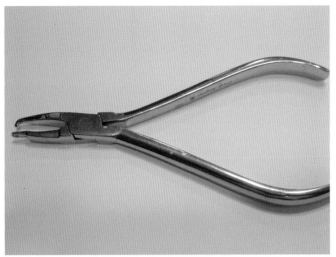

유지 플라이어.

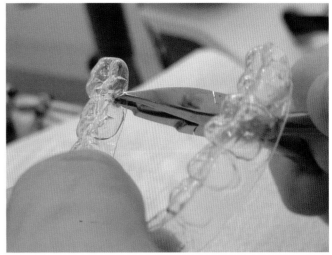

유지 플라이어를 사용하여 고정원 부위(주로 구치부)의
치은측 치간공간(gingival embrasure)에 장치 내측 돌출물을 형성한다.
장치의 장착유지력을 높일 수 있다.

유지 플라이어(retention plier)

악궁이 작고 대구치, 소구치의 치관 높이가 낮은 환자의 경우 장치를 장착했을
때 잘 빠지고 장착적합도(device fitness)가 떨어져 장치의 교정효과가 감소할 수
있으므로 이 경우에 장치의 유지력(retentive force)을 높일 수 있는 기구가 필요
하다. 이동 설정하여 힘이 가해지는(activated) 치열과는 무관한, 투명장치 상의
소구치, 대구치 협측 또는 설측의 치은측 치간공간(gingival embrasure) 부위에
내부로 돌출된 유지 구(ball) 형태를 만들어 투명장치의 유지력을 높이게 된다.

3 투명교정 장치의 장착

현재 투명교정 장치의 장착방식은 환자가 얇은(soft) 장치를 1주일 장착한 후 두꺼운(hard) 장치를 2주일 정도 장착하는 시스템이다. 두꺼운 장치를 장착한 지 1주일 만에 치과를 방문하여 다음 교정장치를 위한 인상을 채득하여 새로운 장치를 제작·장착해주기까지 추가로 1주일 정도가 소요된다. 결국 같은 석고모형으로 찍어낸 두 가지 장치를 모두 장착하는 데 총 3주 정도가 걸리는데 이것이 하나의 순환주기(cycle)가 된다(그림 1-1). 물론 환자의 특수상황에 따라 복제 장치(Dup.: duplication)의 사용(그림 1-2), 매우 두꺼운(extra-hard) 장치의 사용 등 변형된 방식을 다양하게 적용하기도 하지만 대체로 위와 동일한 과정을 거쳐 치아의 교정이 이루어진다.

투명교정 장치가 병원에 도착하면, 장치에 기재된 환자의 이름과 장치의 개수(양악/편악), 장치 두께별 유무(soft/hard/extra-hard/duplication), 버튼이나 링(elastics)의 유무 등을 확인하고 교정 기공물로 분류하여 정리 보관한다.

시술 준비

해당 환자가 내원하기 전에 스탭들은 치과 공용 컴퓨터에 저장해놓은 기공작업 프로그램 파일을 열어서 장치 장착 시 참고사항(content)을 숙지한다. 참고사항에 기재된 임상술식에 따라 치과 유닛 위에 필요한 기구와 재료를 빠짐없이 준비(setting)해놓아야 하는데, 치아이동을 위한 공간확보(space gaining) 표시가 있을 경우 스트리핑에 필요한 각종 준비물(스트리퍼 키트, 불소 트레이, 스트리핑 앵글 등)을 갖추어놓고(그림 2-1), 교합조정 표시가 있을 경우 이에 필요한

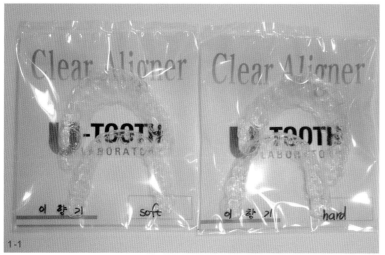
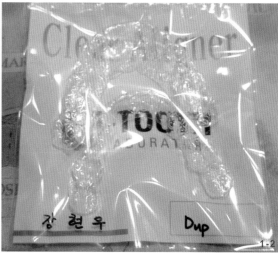

기구(미세입자 버 등)를, 버튼 부착 표시가 있으면 버튼, 링, 광중합 레진 합착재료 등을 구비해놓는다. 그리고 임상에서 술자가 모니터 화면을 확인하면서 시술할 수 있도록 투명교정 프로그램을 열어서 참고사항 화면을 최대화시켜놓는다(그림 2-2).

시술 시 유의사항

투명교정 임상의 가장 큰 특징 중의 하나는 '1회 진료시간'(chair time)이 매우 짧다는 점이다. 어떤 경우 아무런 시술 없이 장치를 끼워주기만 하면 되는데 이를 위해서는 진료시간이 1분도 채 걸리지 않는다. 그러나 총생(crowding) 환자라든가 개교합(open-bite) 요소가 있는 환자, 근원심 치체이동(translation)이 필요한 환자의 경우는 투명장치의 단순장착만으로는 치아이동이 불가능하므로 다음과 같은 별도의 시술이 필요하며 각 단계마다 유의할 사항이 있다.

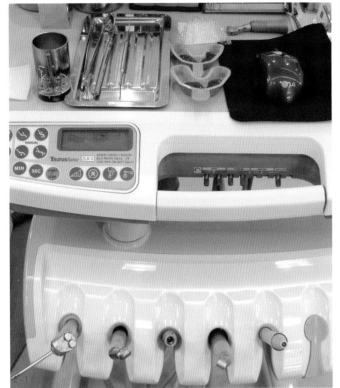 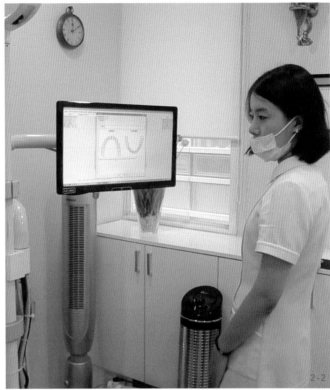

① 스트리핑

기본적으로 표면입자가 크고 날이 두꺼운 스트리퍼로부터 표면입자가 적고 날이 가는 스트리퍼 순으로 시술하지만 스트리핑 양이 많을 경우(0.4mm 이상)에는 첫 적용 시 반대순서로 잠시 진행할 수도 있다. 처음에 틈 없는 치간 부위를 파고들 때 지나치게 두꺼운 날은 치아와 치아 사이의 밀착상태에 의해 큰 저항을 받게 되고 자칫하면 정확한 진로를 이탈할 가능성이 있기 때문이다.

술자가 스트리핑을 하는 동안 스탭은 삭제가 일어나는 부위에 집중적으로 주수(注水: irrigation)를 해주어야만 열발생으로 인한 치수손상이나 과민증(hypersensitivity)을 방지할 수 있다. 치간 삭제는 첫 번째 날 적용으로 공간 내기 (space creation)가 가장 어려운데, 일단 틈이 생기면 그 다음 날의 적용은 손쉽게 진행할 수 있다. 이때 날이 확실히 치경부까지 도달하여 치아의 최하방 부위까지 법랑질이 완전히 제거되었는지 확인하되, 과도한 하방적용으로 인해 치간

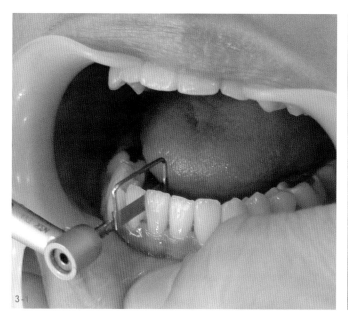
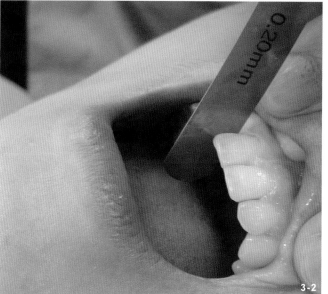

치은(col) 부위에 심한 출혈과 손상이 생기지 않도록 주의한다(그림 3-1). 스트리핑이 어느 정도 되었다고 판단되면 대개 눈대중으로 삭제량을 판단하고 마치지만, 미심쩍은 경우 스페이스 게이지를 치간에 삽입하여 삭제량을 확인할 수도 있다(그림 3-2). 이때 게이지가 **빡빡**하게 잘 들어가지 않으면 가장 가는 날을 한두 번 더 적용하여 원하는 만큼 공간을 얻는다.

② 치아형태의 조정

스트리핑이 끝난 치아는 인접순측(proxolabial), 인접설측(proxolingual) 모서리가 자연스러운 곡면으로 이행되지 않고 각을 이루게 되므로 전술한 바와 같이 여러 부작용이 발생할 수 있다. 이를 원래의 곡면으로 다듬기 위해서는 적절한 형태의 버를 적용해야 한다. 필자의 경우 임상에서는 화이트 스톤 버를 주로 사용하는데 끝이 뾰족하게 살아 있는 새 버를 가장 눈에 잘 띄는 전치부 순측 부위부터 적용해 나아가고(그림 4-1), 시술 도중 버 끝이 약간 무디어진다 싶으면 치간공간이 넓은 부위에 적용하면 된다(그림 4-2). 이때 버가 적용되는 부위에는 시린지로 공기(air)를 불어줌으로써 치아 표면의 열발생을 방지한다.

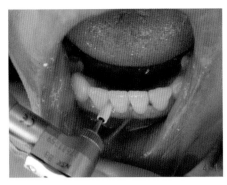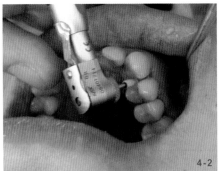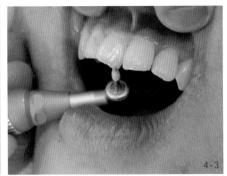

이 밖에도 치아의 인접절단(proxoincisal) 모서리 등이 지나치게 날카로워서 (응력 집중) 투명장치 장착 시 장치 파손이 우려되거나, 치아 절단측 부분(incisal area)이 미세 파절, 비정상적 마모 등으로 비심미적일 때 이 버를 적용하여 법랑 질 표면(enamel surface)을 살짝 다듬는다(그림 4-3).

③ 교합조정

지금 상태(현재) 또는 치아이동 시(미래)에 상하악 치아 간 조기접촉(pre-maturity)이 발생할 경우, 의도된 치아이동이 불가능함은 물론 치아의 교합외 상(T.F.O.: trauma from occlusion)으로 인한 치주조직의 지속적인 파괴가 일어 나므로 치과의사와 기공사는 이를 미리 예상하고 교합조정할 부위를 지정해놓 는다. 임상에서는 교합조정 예정부위가 현재 환자의 치열 상에서 적합한지 재 확인하고 과연 그 부위를 얼마만큼 삭제 조정할지(삭제량)를 구강상황을 보 고 정밀하게 판단한다. 환자에게 중심위(C.O.: central occlusion)와 측방운동 (excursion) 동작을 시킨 상태에서 치아이동 시 예상되는 교합양태를 확인한 후 (그림 5-1) 상하 치아 간 필요한 공극(clearance)을 확보해주어야 한다. 교합조 정은 치아의 변연융선(marginal ridge)이나 절단면(incisal edge)에 시행되는 경 우가 많은데, 입자가 고운 하이스피드 버(fine-grit diamond bur)로 삭제한 다음, 화이트 스톤 버 등으로 각진 면이 없도록 다듬는 것이 좋다(그림 5-2). 교합 조 정한 부위는 대개 구강 내에 완전 노출되어 있으므로 치태 축적이나 치아 우식

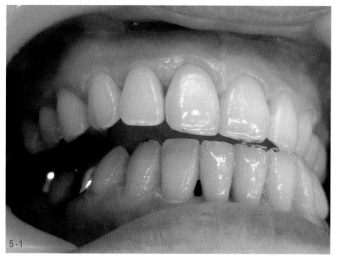 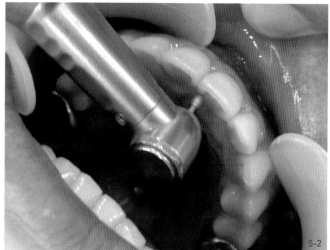

의 가능성은 적으나, 예방을 위해 불소도포를 시행하는 것이 바람직하다.

④ 고무 링(rubber elastics)의 활용

단순히 투명교정 장치만으로는 불가능한 치아이동의 경우 부가적인 도구인 고무 링을 활용함으로써 그 한계를 극복하고 있다. 물론 치아에 아무것도 부착하지 않는다는 투명교정의 대전제가 훼손되긴 하지만, 치면에 붙이는 버튼이 투명하기도 하거니와 교정의 전 기간이 아니라 일정 기간만 부착하게 되므로 버튼과 링의 사용은 투명교정 시술에서 빼놓을 수 없는 중요한 수단(tools)이 되고 있다.

현재 링을 이용한 치아이동의 종류에는 수직 정출(vertical extrusion, 그림 6-1)과 근원심 치체이동(mesiodistal bodily movement, 그림 6-2) 등이 있으며, 치아의 수직 압하(intrusion)의 경우에는 서스펜더(suspender)라는 형태(그림 6-3)로 링의 활성력이 이용되고 있다.

특히 전치부 개교합(open-bite) 환자의 경우 상, 하악 치열을 동시에 정출 (inter-maxillary activation)시켜야 하는데(그림 6-4) 이때에는 편악 내에 한정되어 적용(intra-maxillary activation)할 때 사용하는 링보다 지름이 큰 링을 사용

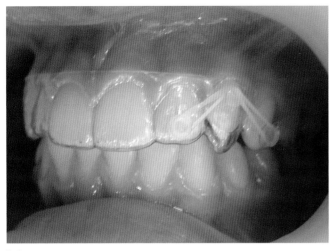

6-1

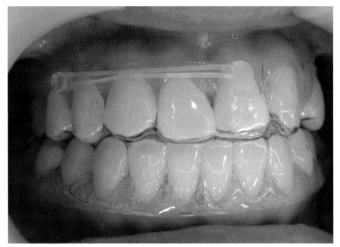

6-2

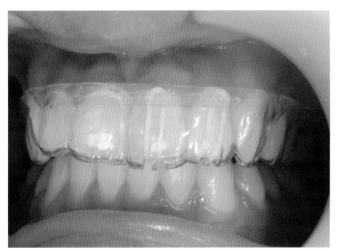

6-3

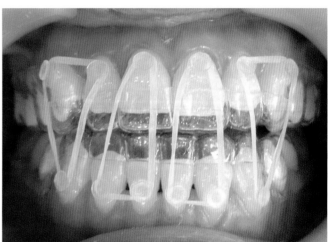

6-4

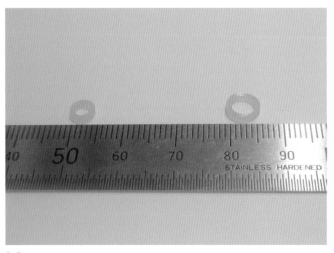

6-5

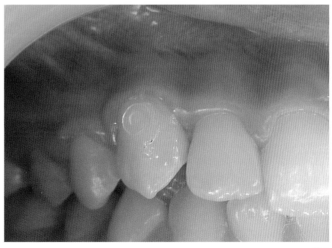

6-6

하게 된다(그림 6-5).

링의 착탈은 환자에 의해서 매 식사 전후로 이루어져야 하므로 잦은 압박으로 인해 버튼이 치아로부터 떨어져나가지 않도록 단단히 부착해야 한다. 치면에 버튼을 부착할 때 버튼의 바닥면이 매끈할 경우에는 적절한 기구(로스피트 버)로 거칠게 흠집을 내서 합착 레진의 유지력을 극대화시키는 것이 좋다. 레진의 양도 버튼 베이스 테두리 위로 넘쳐서 덮을 정도로 충분히 적용(그림 6-6)하고 광(光) 조사도 다각도로 골고루 실시해서 탈락을 최대한 방지해야 한다. 하나의 링을 너무 오래 사용하면 영구변형으로 인해 교정 에너지를 상실하게 되므로 환자에게 새로운 링으로 자주 갈아 끼우도록 지시한다.

＊수직 압하량이 적은 경우에는 모형치아를 압하설정(intrusive set-up)한 채 장치를 제작하여 장착시키고, 환자로 하여금 '씹는 운동'(chewing exercise)을 하도록 함으로써 교정목표를 달성한다.

⑤ 삭제면 불소도포

우식 예방을 위해 불소도포를 할 때에는 불소가 닿아야 할 부위(스트리핑, 형태조정, 교합조정 등으로 에나멜이 삭제된 면)에 시린지 물(water)을 분사시켜 이물질을 깨끗이 씻어낸 다음, 공기로 완전히 건조시켜 불소의 법랑질 침투가 원활하게 이루어지도록 한다. 목표 부위에 미리 불소 겔을 짜놓은 트레이를 치열궁에 맞추어 구강 내에 끼워 넣은 다음(그림 7-1) 불소 겔이 목표 부위에 제대로 적용되었는지 육안으로 확인하고 미적용 부위가 발견되면 겔을 신속히 그쪽으로 유도하든가 아니면 트레이를 빼냈다가 부족 부위에 겔을 첨가하여 재차 구강 내에 삽입한다(그림 7-2). 불소 적용시간은 제품마다 다를 수 있지만 대체로 1분에서 2분 사이이다.

불소도포가 끝나면 환자에게 구강 내의 겔을 뱉어내기만 하고 물 양치를 금지시킨 후, 1시간 동안은 아무것도 먹지 말도록 지시한다.

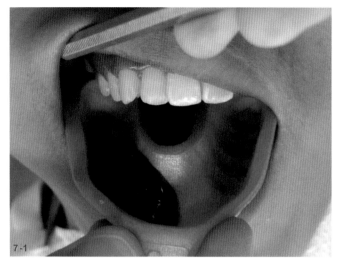
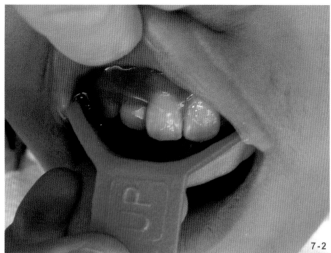

⑥ 장치 장착의 동기 부여

투명교정은 다른 교정과는 달리 각 단계마다 과제(mission)가 프로그램 상에 정확히 표현되어 있으므로 환자에게 이번 장치를 열심히 장착하면 그 결과 치아가 어떻게 움직이게 될지를 동영상으로 생생하게 보여줄 수 있다(그림 8). 실제로는 장치의 영구변형 때문에 환자의 치아가 이동설정(set-up)한 그대로 움직이지는 않지만 치과의사의 쇼맨십이 가미된 설명(presentation)은, 난해한 치아교정 과정을 쉽고 역동적(easy & dynamic)으로 느끼게 해주어 환자의 뇌리에 더 아름다운 치열을 상상토록 함으로써 장치 장착 의욕을 고취시킬 수 있다. 더욱이 술자에 대한 환자의 신뢰도를 높임으로써 교정의 효율성을 극대화할 수 있는 유용한 수단이기도 하다. 단, 이동 설정 상태가 과잉교정 등의 전략적 의도로 인해 시각적 심미성이 떨어지는 경우에는 화면의 동영상이 오히려 역효과를 유발할 수 있으므로 구태여 보여줄 필요는 없다.

⑦ 장치 장착 요령

환자에게 장치를 장착하는 순간 치아가 아플 수 있음을 미리 알려주어야 환자가 마음의 준비를 하고 갑작스런 통증에 놀라지 않는다. 가급적이면 고정원

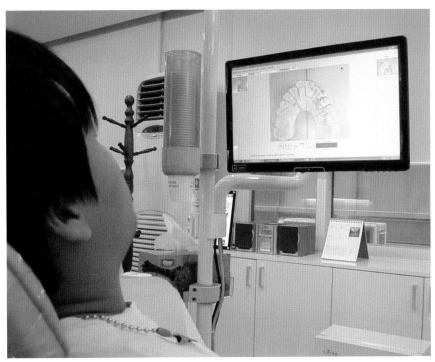

8

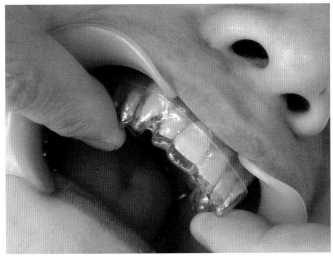

9 -1

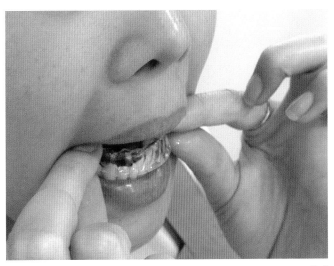

9 -2

(anchorage)이 있는 구치부 치열부터 끼우기 시작하여 전치부 방향으로 서서히 누르면서 끼운다(그림 9-1). 이때 술자는 모형 설정 시 의도한 대로 구강 내에서도 치아 압박이 제대로 일어나는지, 환자의 반응은 어떠한지 등을 파악하고 예후를 평가하는 것이 좋다. 첫 장착 직후 환자가 임의대로 장치를 빼냈을 경우 스스로 장착하는 데 곤란을 겪을 수 있으므로(그림 9-2), 장치 자체의 미세 변형과 치아의 초기 저항력 감소를 위한 최소 시간이라고 할 수 있는 2~3시간 이상 장치를 끼운 상태로 빼지 말라고 지시한다.

'인상채득'에서 '장치장착'에 이르기까지 투명교정의 순환주기 안에는 치과의사와 스탭, 그리고 교정기공사의 많은 고민과 노력이 들어 있다. 그러나 투명교정의 전 과정에서 가장 큰 역할을 하는 사람은 바로 교정환자 자신이다. 아무리 장치를 정교하게 잘 만들었더라도 환자가 정해진 시간 동안 제대로 착용하지 못한다면 아무런 효과도 없을 것이다. 그러므로 치과의사는 환자가 장치를 사용하는 데 어려움은 없는지, 장치를 손상 또는 분실하지는 않았는지, 장치장착에 의한 부작용은 없는지 등을 항상 확인하고, 문제 발견 시 기공사와 협력하여 이를 적극적으로 해결해주어야 한다. 원활한 환자 관리로 신속하고 효율적인 투명교정이 가능해진다.

IV
꼼꼼히 알아보는 기공작업

1 기공을 위한 준비작업

투명교정 기공소에 도착한 석고모형이 치아 이동설정을 거쳐 임상적 가치가 높은 투명교정 장치로 완성되기까지는 여러 단계의 기공과정이 기다리고 있다. 이는 투명교정의 핵심 프로세스로서 오랜 경험과 시행착오, 연구개발이 탄생시킨 무형의 치의학적 자산이다. 투명교정의 임상시술을 가능케 하는 기공작업에 대해 자세히 알아보자.

모형 준비

석고모형은 일단 기공작업 환경에 맞는 형태로 트리밍(trimming)한다. 정교한 기공작업 시 다양한 면에 놓고 각종 작업을 하기 좋도록 모형 베이스와 후방면, 테두리 등을 트리밍 기계로 주수(watering)와 함께 삭제한다(그림 1-1). 특히 후방면은 이동설정 시 작업자 방향의 받침대에 밀착해놓고 작업할 수 있도록 좌우 양측이 일직선이 되도록 맞춘다(그림 1-2).

덴처 버(denture bur) 등으로 뾰족한 모퉁이를 둥글게 다듬은 후(그림 1-3) 구석구석의 기포를 모두 떼어낸다(그림 1-4). 이렇게 준비된 모형을 약 24시간 동안 상온에서 건조시키는데 이는 모형 상에 그려지는 각종 선(line)이 물기로 인해 번지는 것을 막고, 나중에 각기 분리된 석고 치아조각(die)으로 임시 이동설정(temporary set-up)할 때 사용하는 유틸리티 왁스가 석고 표면에 잘 들러붙도록 하기 위함이다.

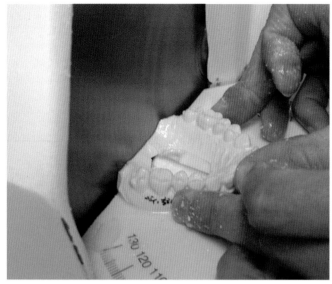

1 - 1

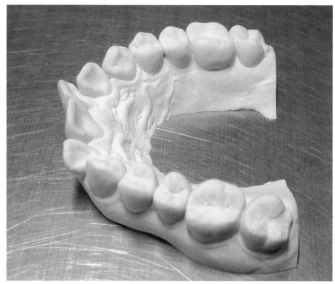

1 - 2

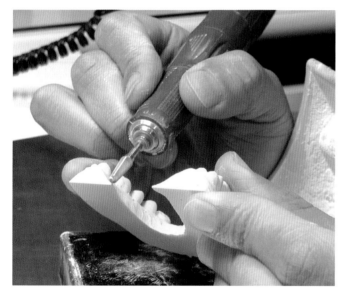

1 - 3

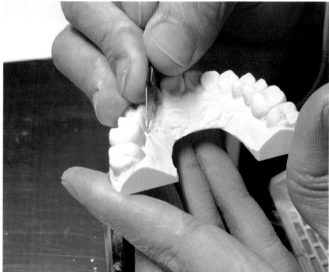

1 - 4

기공 과제 결정

모형이 준비되면 기공사는 치과의사와 교정계획에 대해 의사소통을 한다. 환자의 생각이나 구강 내 상황, 치과의사의 임상적 판단 등 가급적 많은 정보를 얻고 기공사 나름대로 구상한 아이디어를 제시하여, 현 단계에서 수행할 과제에 대해 의뢰인(client)이라 할 수 있는 치과의사와 협의하여 최종 승인(confirm)을 받는다. 협의사항에는 움직일 치아와 움직이지 않을 치아, 치아의 이동방향과 이동량, 치간 삭제의 정도 등 세밀한 내용까지 포함된다.

기준선 그리기

모형 상 이동설정할 치아는 물론 인접한 치아에 다양한 목적의 선을 그려 넣는다. 모두 4종류의 선으로서 컴퓨터 프로그램을 이용하여 정교한 설정작업을 할 때 매우 중요한 표지(landmark) 역할을 한다.

치축선(axis line) 이동할 치아의 중심축을 따라 치아의 순협측면과 설측면은 물론 치은면까지 연장해서 긋는다. 분리한 치아조각(die)을 재위치시킬 때 표지로 삼는다(그림 2-1)

수평선(horizontal line) 이동할 치아와 이에 인접한 치아의 허리 정도 높이를 어림잡아 수평으로 긋는 선이다. 프로그램의 교합면 동영상을 통한 2차원적인 이동설정 후, 의도치 않게 발생하는 수직적 변위(vertical displacement)를 3차원적으로 조정하기 위해 주로 이 선이 사용된다. 또한 치아가 경사이동(tipping)인지 치체이동(bodily movement)인지 치경부 과잉이동(cervical over-correction)인지의 여부를 판별할 때 반드시 필요하다(그림 2-2).

치간선(interdental line) 치아와 치아 사이 접촉점을 중심으로 양쪽에 짧게 긋는 선으로 치아의 절단(incisal edge)이나 변연융선 등에 위치하게 된다. 임시 이동설정(temporary set-up) 시 참고가 된다(그림 2-3).

가이드선(guide line) 이동할 치아의 전치부 절단면이나 구치부 교합면 협측 교두 혹은 설측 교두 능선(cuspal ridge)에 다른 선과 구별되는 색을 사용하여 긋는 선으로서, 프로그램 화면 상에서 최종 이동설정(final set-up)할 때 이동양상을 정밀하게 인지하는 데 필요하다(그림 2-4).

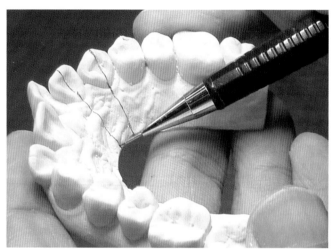

2-1

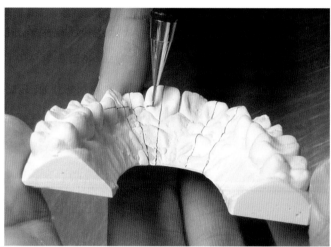

2-2

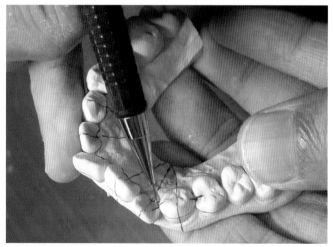

2-3

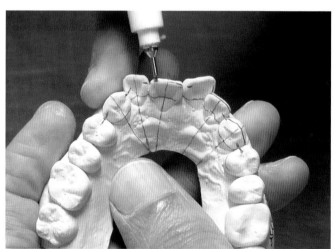

2-4

2 이동설정을 위한 절삭작업

치간 삭제(stripping) 준비

기준선(치축선, 수평선, 치간선, 가이드선) 긋기를 마치면 혹시 빼놓은 것이 없는지 최종적으로 확인(그림 1-1)한 다음, 치간 삭제 작업을 해야 할 부위 직하방에 별도의 색으로 표시를 한다(그림 1-2). 이때 삭제량(0.2mm, 0.3mm, 0.4mm 등)을 옆에 기록하고, 치간 삭제 표시가 없는 빈 공간, 즉 후방치열 부위 표면에 특정 치아를 근심면 위주로 삭제할 것인지 또는 원심면 위주로 삭제할 것인지, 치아번호 및 치면 방향(mesial/distal) 등을 기록해두면 차후 작업 시 편리하다(그림 1-3).

대부분 양쪽 치아의 인접면(proximal surfaces)이 동일한 정도로 삭제되지만 ① 치아형태학적으로 근원심 폭이 지나치게 큰 치아, ② 삭제되더라도 심미적으로 별 문제가 되지 않는 치아 등은 좀 더 많은 삭제량을 부여('~면을 위주로'란 용어를 씀)하게 된다. 반면에 이동설정 시 회전(rotation)이 절실히 필요한 치아인 경우에는 근원심 폭이 넓어서 투명장치가 이 치아를 확실히 파지(grasp)할 수 있도록 가능한 한 근심면이나 원심면 삭제를 피하는 것이 좋다.

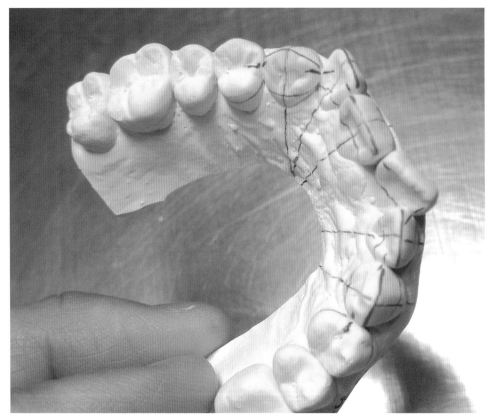

1-1

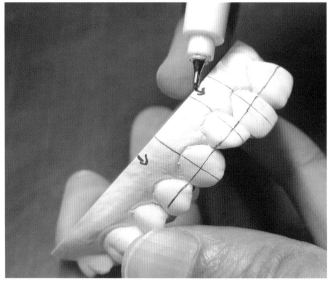

1-2

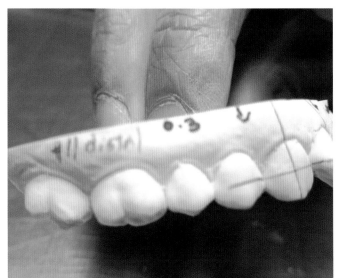

1-3

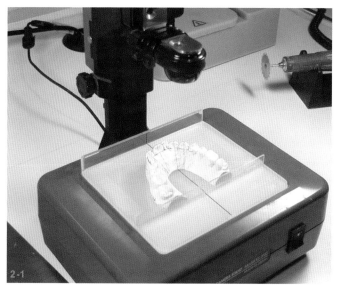

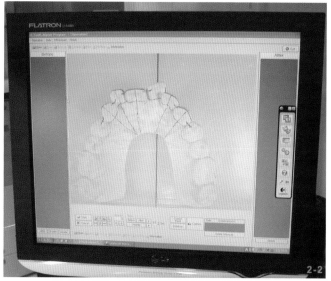

원 모형(original model) 영상 입력

모형에 물리적인 변형을 가하기 전, 환자의 현재상태를 나타내며 각종 기준선
이 표시되어 있는 원 모형을 영상입력 작업대 위에 올려놓고(그림 2-1) 웹 카메
라(webcam)와 같은 영상기록 장비로 촬영하여 컴퓨터 프로그램에 입력시켜 놓
는다(그림 2-2). 이 시점의 기록은 나중에 최종 이동설정 작업 시 중첩시켜 비
교 판단할 때 사용된다.

영상 작업대는 작업 모형이 2차원적(평면적)으로 줄곧 동일한 위치에 놓이도
록 X축(작업자 측) 받침벽, Y축(좌측 또는 우측) 받침벽이 있도록 설계되는 것
이 중요하다. 교합면 직상방(Z축)에 설치된 영상입력 기기는 동영상 카메라로
서 모형 상의 기준선들의 움직임을 세밀하게 구별할 수 있도록 가급적 고(高)해
상도가 바람직하며, 정지(stationary)영상을 깨끗하게 포착할 수 있도록 화질이
매우 우수해야 한다.

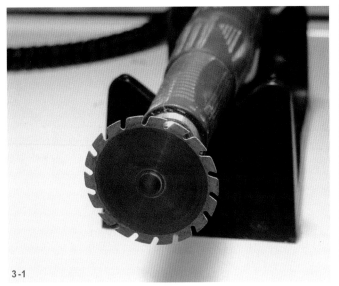
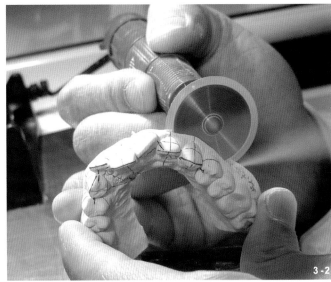

치열 기저부 절삭(disking)

절삭력이 좋은 예리한 원판(disk)(그림 3-1)을 사용하여 각 치아의 치은선 (gingival line) 최하방 점으로부터 2~3mm 정도 떨어진 치은 부위에 교합면과 평행하게 일직선 형태로 분할 절삭한다(그림 3-2). 이동설정하지 않을 치아 부 위는 남겨두고, 이동할 치아나 치열의 기저부에 국한하여 순협측면과 설측면을 잘라서 관통시킨다.

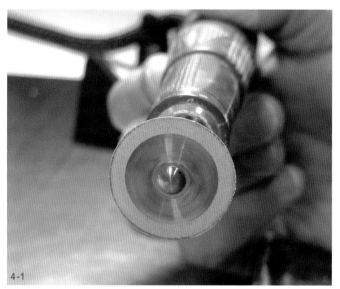
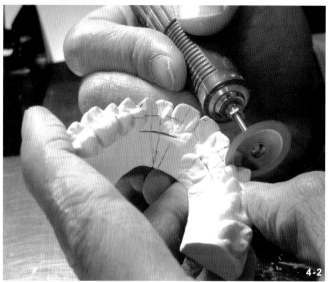

치간 삭제

치아 사이의 접촉면을 삭제하여 치아이동에 필요한 공간을 확보하는 것으로 정의할 수 있는 치간 삭제는 임상적으로 매우 중요한 개념이고 투명교정의 예후를 결정짓는 핵심술식 중의 하나이므로, 기공과정에서도 이에 걸맞는 매우 정교하고 섬세한 작업이 요구된다. 따라서 작업에 쓰이는 기구도 덜 공격적이고 두께가 얇은(0.15mm 정도) 원판(disk)이 바람직하다(그림 4-1). 스트리핑 양은 보통(0.2mm, 0.3mm)의 경우 같은 디스크를 얼마나 여러 번 적용하느냐로 간극(interdental space)의 크기를 조정하며, 보통보다 큰 공간(0.4mm 이상)이 필요한 경우는 두께가 두꺼운 별도의 디스크를 사용하는 것이 효과적이다(그림 4-2). 구강 내에서 특정 치아의 한쪽 면을 '위주로' 삭제할 것을 안내하는 경우, 모형 상에서도 똑같은 면을 '위주로' 삭제 작업하여 임상과의 물리적 오차가 없도록 한다.

3 치아분리와 이동설정

치열 또는 치아조각 분리(die separation)

섬세한 절삭작업에 의해 치아조각(die)이나 치열(block)의 분리과정이 어느 정도 이루어지지만 스트리핑이 되어 있지 않은 치아 사이의 접촉면(contact area)을 분리하기 위해서는 별도의 작업이 필요하다. 모형 상에서 붙어 있는 접촉면을 쉽게 분리시키기 위해서는 가늘고 긴 드릴(그림 1-1)로 접촉면 하방의 치은측 치간공간(gingival embrasure)을 안팎으로 관통하여 분할된 기저부까지 삭제해 내려가야 한다(그림 1-2). 이렇게 해놓으면 석고모형 상에서는 치아와 치아 사이의 협소한 접촉점(contact point)만 연결이 되어 있는 상태가 되므로 약간의 힘만 가해도 접촉 부위가 쉽게 떨어진다(그림 1-3).

이동설정해야 할 치아조각을 기저부 본체와 완전히 분리한 후 두 개 이상의 치아가 연결된 치열을 추가로 잘라서 치아조각으로 만들어야 하는 경우, 이 부분은 원판을 이용해서 더욱 간편하게 분리작업을 할 수 있다(그림 1-4).

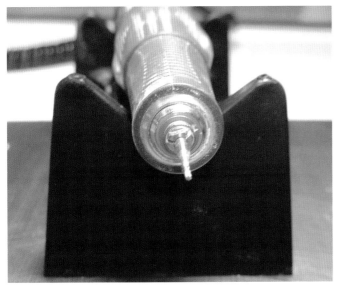

1-1

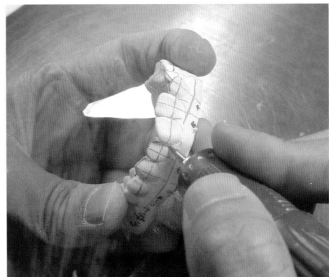

1-2

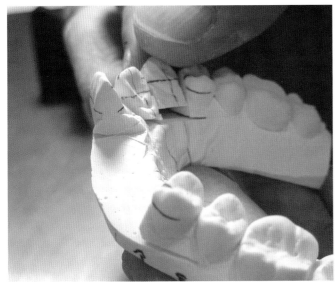

1-3

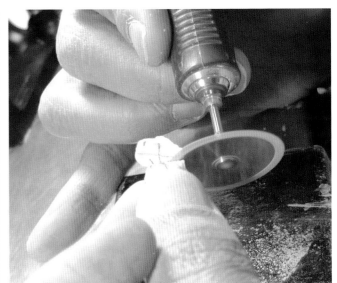

1-4

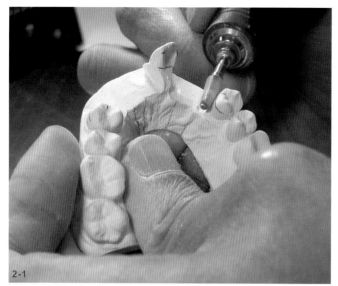
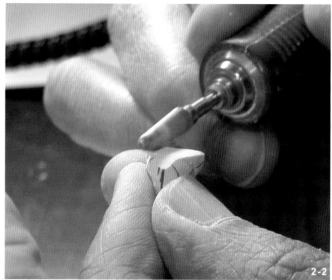

삭제면 다듬기(cut surface trimming)

지금까지의 기구로 형성된 삭제면들은 상당히 울퉁불퉁하고 곳곳에 턱이 진 상태이므로 다음 작업을 하기에는 적합지 않으므로 추가 삭제가 이루어져야 한다. 덴처 버 등으로 모형 기저부 본체의 절단면을 평탄하게 갈아내어(그림 2-1) 나중에 유틸리티 왁스(utility wax)가 들어갈 공간을 확보하고, 치아조각의 근심/원심 삭제면, 하방 삭제면도 조심스레 다듬어서 이동설정 시 각각의 조각이 인접부위에 걸리거나 닿지 않도록 한다(그림 2-2).

임시 이동설정(temporary set-up)

석고조각들을 부착시키기 위해서는 점착성(stickiness)이 있고 상온에서도 유연한 조작성(manipulability)을 지닌 유틸리티 왁스가 추천된다(그림 3-1). 기공 작업에 앞서 모형을 24시간 이상 건조시킨 상태이므로 왁스가 치아조각의 삭제면에 잘 들러붙게 된다. 왁스를 조금씩 떼어내어 치아조각의 하방 삭제면에 원뿔모양(conical shape)으로 붙인 다음(그림 3-2) 치아조각들을 모형 기저부 본체로 옮겨서 모형표면에 그어져 있는 여러 기준선에 맞추어 원래 있던 자리에

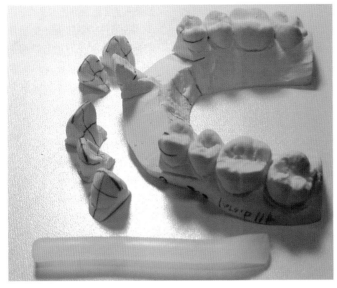

3-1

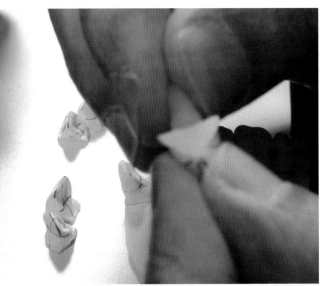

3-2

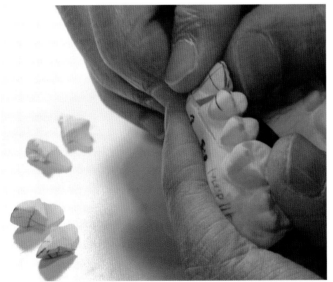

3-3

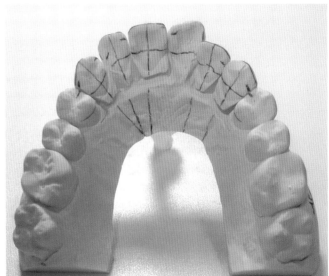

3-4

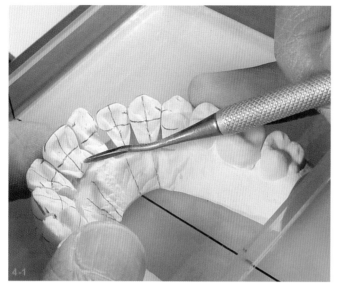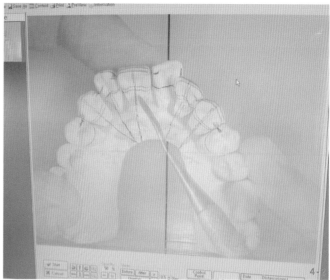

재부착시킨다(그림 3-3).

컴퓨터 영상을 보기 전에 석고모형을 육안으로 보면서 이미 구상한 교정계획에 따라 적당한 양의 이동설정을 시행하는데, 이로써 전체 설정시간이 단축되는 이점이 있다(그림 3-4).

최종 이동설정(final set-up)

임시 이동설정을 마친 모형을 영상작업대의 지정된 위치에 올려놓고(그림 4-1) 컴퓨터 프로그램의 화면(viewer)을 작동시킨다. 애초에 입력시켜놓은 원 (original) 모형의 영상(before)과 변형된 모형의 영상(after)이 중첩(overlap)되어 나타나고, 각종 기준선들의 편차가 확연히 드러난다(그림 4-2). 이 프로그램의 다양한 기능을 활용하여 투명교정의 원리와 단계별 교정과제에 따라 최종 이동설정 작업을 수행한다.

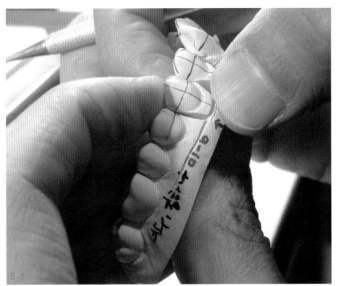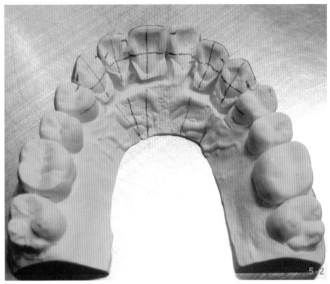

치아조각의 높이 조정

컴퓨터 화면 상의 교합면을 보고 이동설정을 하는 것은 어디까지나 평면적인 작업이고, 이러한 와중에 '의도치 않은' 수직적 변위(vertical displacement)가 발생할 수 있다. 물론 석고모형의 설정 시 치아이동은 대부분 치체이동(translation, bodily movement) 형태를 취하게 되므로 임상적으로 큰 문제를 일으킬 만한 수직 변위가 생기지는 않는다. 그러나 교정 목표에 부합되지 않는 정출(extrusion)이나 압하(intrusion) 등의 변위는 교정의 효율성과 속도를 떨어뜨리므로 반드시 수정해야 한다. 이를 위해 모형의 순협측과 설측 치면에 그어놓은 수평선(horizontal line)을 참고하여 치아조각의 높이를 정밀하게 조정한다(그림 5-1). 최종 이동설정이 완성되면 원 모형과의 편차를 육안으로도 확인할 수 있을 만큼 치간선(interdental line), 치축선(axis line) 상에 명확한 단층이 형성된다(그림 5-2).

4 설정된 치아조각의 모형 고정

유틸리티 왁스 제거

치아조각과 모형기저부 사이의 유틸리티 왁스는 점착성과 조작성이 뛰어나긴 하지만 이후의 기공과정에서 가해지는 외력과 충격에 견뎌낼 만큼 단단하지 못하므로 상온에서 일정한 강도(strength)를 지닌 다른 재료로 치환(replace)해주어야 한다. 먼저 치아조각 사이의 인접부위를 연결, 고정시켜놓은 다음에 모형기저부와 치아조각을 합착시키고 있는 유틸리티 왁스를 제거해내야 하는데, 이때 인접부위 연결 재료로는 파라핀 왁스(paraffin wax)가 사용된다(그림 1-1).

가열하여 액화된 파라핀을 기구에 묻혀서 서로 분리된 치아조각의 치간공간(embrasure)을 순협측, 절단측, 설측 방면으로 구석구석 채운다(그림 1-2). 이때 왁스가 인접 치면을 덮을 만큼 넘치더라도 나중에 어차피 긁어낼 예정이므로 개의치 않는다. 이렇게 치아조각끼리 단단하게 연결되면 하방의 유틸리티 왁스를 조심스럽게 파내어 남김없이 제거한다(그림 1-3, 그림 1-4).

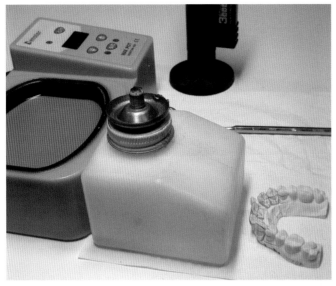

1-1

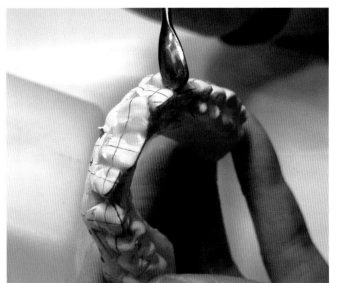

1-2

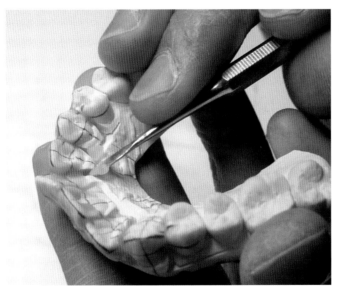

1-3

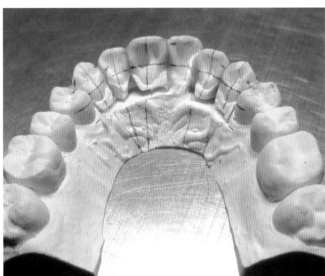

1-4

파라핀 왁스 충진(filling)과 표면 정리

유틸리티 왁스가 있던 빈 공간은 파라핀 왁스를 녹여서 채운다(그림 2-1). 치아조각과 모형 기저부 사이에 파라핀 왁스가 빈틈없이 채워져 상온에서 굳으면, 치아조각들은 완전히 고정된 채 어떠한 외력에도 변위될 염려가 없다. 이제 치간공간에 개재된 왁스는 불필요하므로 치간공간 왁스는 물론 치면에 흘러넘친 왁스까지 깔끔하게 긁어내어 제거한다(그림 2-2). 치아조각과 모형 베이스 사이의 파라핀 왁스는 나중에 좀 더 경도가 높은 재료(block-out resin 등)로 피개(covering)될 예정이므로 석고 표면보다 아래로 꺼진다 싶게 충분히 파내는 것이 좋다(그림 2-3).

이동설정된 치아조각의 치은 부위에는 각진 모서리가 돌출되기도 하므로(그림 2-4) 덴처 버 등으로 튀어나온 곳을 삭제해서 치은을 평평하게 다듬는다(그림 2-5, 2-6).

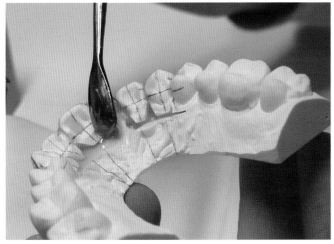

2-1

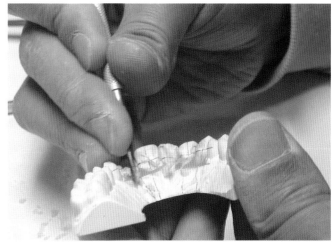

2-2

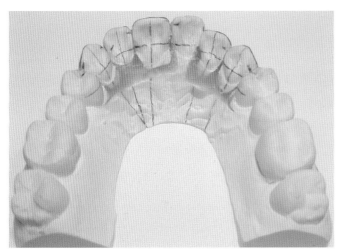

2-3

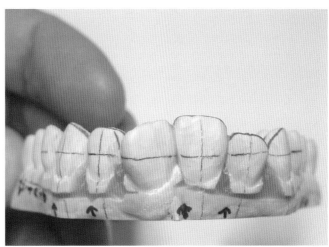

2-4

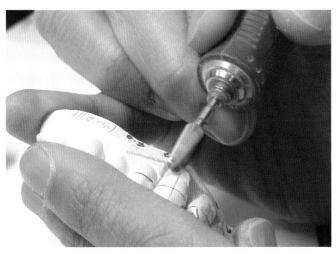

2-5

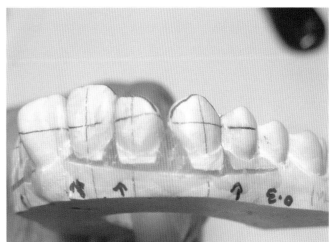

2-6

5 보호제 입히기와 차단막 제작

보호제(reliefer) 입히기

파라핀 왁스로 치환된 석고모형은 상온에서는 단단하고 안정적이지만 나중에 고열이 가해지면 매우 취약해져 설정모형에 변형이 일어날 수 있으므로 내열성 있는 재료로 열(heat)과 압력(pressure)을 미리 차단해주어야 한다. 또한 파라핀 왁스가 개재된 곳은 치은 부위이고 이동설정의 결과 형성된 모형의 치은 부위와 실제 구강 내의 치은 부위와는 형태 상 다소 차이가 나게 마련이므로, 그대로 장치를 찍어내어 만든다면 잇몸 부위의 부정확함으로 인해 장치가 구강 내에서 잘 맞지 않을 우려가 있다. 그러므로 치은 부위는 장치의 장착에 방해가 되지 않도록 '떠 있게 하는 것'(relief)이 바람직하다. 이를 위해서 블록아웃 레진(block-out resin)이 사용되는데 이 재료는 일단 광중합이 이루어지면 이후의 기공작업에서 발생하는 열 정도에는 영향을 받지 않는다.

블록아웃 레진을 모형 위에 적용할 때는 기본적으로 파라핀 왁스를 모두 피개하는 것이 우선이고, 설정작업으로 실제와 달라진 치은 부위를 함께 덮어주는 것이 필수적이다(그림 1-1, 1-2). 그러므로 보호제 레진이 피개하는 영역을 엄밀하게 구획짓는다면, 이동설정 부위 내에서 치은선(gingival line)과 기저부 분할 절삭선(disking line) 사이가 된다. 이 과정에서 치은선을 넘어서 치아면에 묻은 레진이 있다면 깔끔히 제거해주어야 한다(그림 1-3).

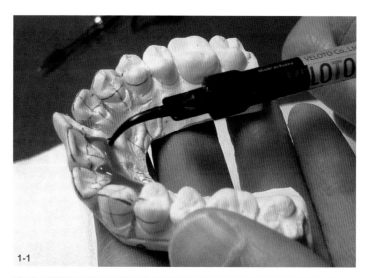

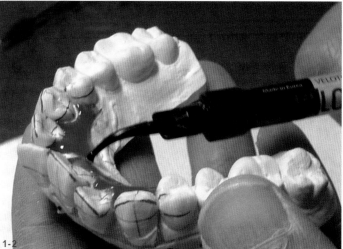

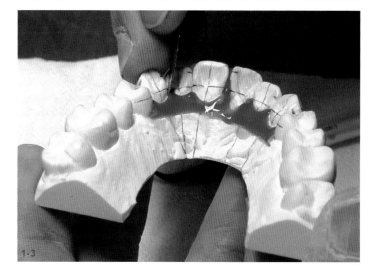

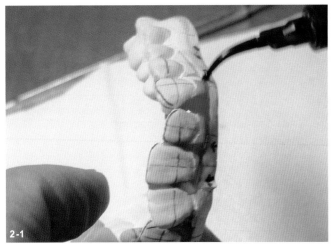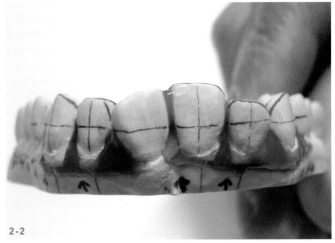

2-1
2-2

설정된 치아나 치열의 구조 상 지나친 언더컷(under-cut)은 그 상태 그대로를 찍어내어 투명장치를 만들 경우, 장치의 원활한 장착을 가로막는 요소로 작용할 뿐 아니라 장착하는 순간 부하(stress, load) 집중으로 인한 장치 파열(rupture)이 일어날 수 있으므로 예방적 차원에서 '여유 공간의 확보'(block-out)가 필요하다. 또한 투명장치 장착 시 투명재질에 의해 압박이 가해지는 치면에는 레진이 묻으면 안 되지만 압박면 반대쪽의 치면에는 레진이 어느 정도 묻어 있더라도 치아이동 과정에 영향을 주지 않는다.

이처럼 장치 착탈 시 지나친 언더컷이 예상되는 부위라든가 치아 압박 반대 방향에 있는 치아표면 및 치간공간(embrasure) 부위에는, 블록아웃 레진을 사용하여 불필요한 요철(凹凸)을 없애주는 것이 필요하다(그림 2-1, 2-2).

차단막(insulation foil) 제작

설정모형 상에서 진공가압 성형기법(vacuum pressure moulding technique)을 이용하여 장치를 만들어낼 때, 모형변형 또는 투명장치 손상 없이 투명재료를 여러 번 찍어서 여러 번 분리해내기 위해서는 석고(레진) 표면과 투명재질 간의 직접적인 접촉을 차단(insulate)하는 얇은 막(foil)이 필요하다. 기공작업을 원활

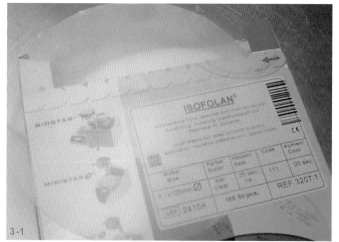

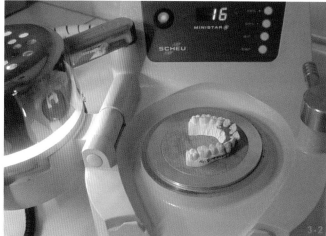

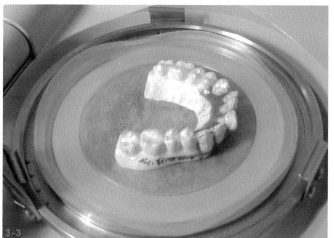

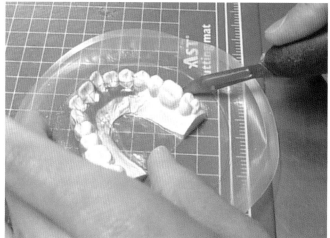

하게 하는 일종의 분리재(spacer)라 할 수 있는데, 현재 두께 0.1mm의 박막(薄膜)이 사용되고 있다(그림 3-1).

이 박막을 진공가압 성형기(vacuum pressure moulding machine) 가열부에 장착하여 가열(heating)(그림 3-2)한 뒤 모형에 대고 진공가압(vacuum pressing) 및 냉각(cooling)시키면 모형 전체를 감싸는 차단막이 형성된다(그림 3-3). 이를 작업대에 옮겨 모형 베이스 가장자리 밖의 재료는 잘라낸다(그림 3-4). 이 차단막은 모형과 언제나 한몸처럼 사용되며 모형이 폐기될 때까지 함께 보관된다.

6 투명장치의 성형과 완성

차단막 제작이 완료되면 이를 분리재로 간주하고, 모형을 주형(鑄型) 삼아 EVA(ethylene-vinyl acetate) 성분의 투명재료로 장치(aligner)를 찍어낸다. 임상에서 투명장치는 생역학적, 재료학적 고려에 의해 처음엔 얇은 장치에서 점차 두꺼운 장치를 사용하는데 현재 투명교정 기공과정에서는 얇은(soft) 장치의 경우 두께 0.5mm, 두꺼운(hard) 장치의 경우 두께 0.75mm의 투명재료를 주로 사용한다. 물론 특별한 임상적 상황에서는 이보다 더 두꺼운(extra-hard) 재료로 장치를 제작해서 시술하기도 한다(그림 1).

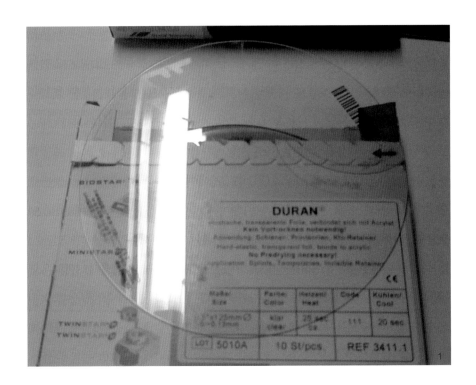

투명장치 가압 성형(moulding)

가압 성형기를 사용하여 투명장치를 성형할 때에는 차단막을 씌운 모형을 압착대 위에 놓고, 투명재료를 가열부에 장착하여 가열(heating), 진공가압(vaccum pressing), 냉각(cooling)시키는 방법을 사용한다. 이때 각각의 프로세스에 부여된 시간은 기계적으로 설정되어 있다(그림 2, 그림 3, 그림 4).

투명장치 분리 및 다듬기

냉각된 투명재료를 모형 베이스의 가장자리를 따라 가위 등으로 오려낸 다음(그림 5) 예리한 원판으로 치은선 하방 부위, 즉 장치의 테두리(margin)가 될 부분을 절삭하여 잘라낸다(그림 6). 적당한 기구로 대구치 후방 테두리부터 장치를 들어 올리고 다른 부위까지 힘을 가해서 투명재료를 차단막을 포함한 모형과 분리해낸다(그림 7, 그림 8, 그림 9). 첫 번째 작업에서 얇은 재료를 가지고 이 과정을 시행하였으므로 다음은 동일한 모형 및 차단막에 대고 두꺼운 재료로 한 번 더 장치를 찍어낸다(그림 10).

모형으로부터 분리된 투명장치들은 좀 더 섬세한 가위로 테두리를 깔끔하게 오린 다음(그림 11) 연마 휠(wheel) 등을 이용하여 절단된 테두리에 거친 부분이 없도록 매끈하게 마무리한다(그림 12). 이렇게 해서 하나의 모형으로부터, 교정시술에 필요한 종류와 수량만큼 투명장치들을 제작 완성하게 된다.

부가적인(additional) 장치 작업

치아를 정출시키거나 근원심 방향으로 치체이동(mesiodistal translation)시킬 때는 인위적 고정원(artificial anchorage)인 장치 내 버튼(device button)을 이용하게 된다. 이때 구강 내 이동해야 할 치아의 치면에 붙일 버튼의 위치와 치아 이동거리를 어림하여 그 부위의 장치 테두리를 도려낸 다음(그림 13) 장치 상에 버튼을 부착하는데, 버튼 바닥에 치과용 강력 접착제(super-bond)를 적정량 묻혀서 정해진 위치에 합착시킨다(그림 14, 그림 15).

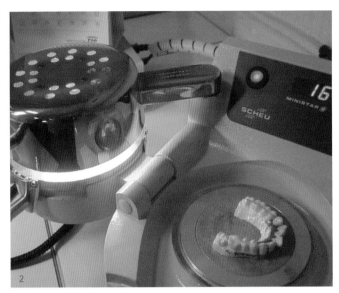

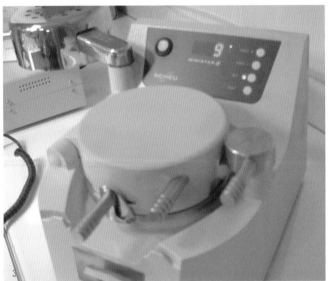

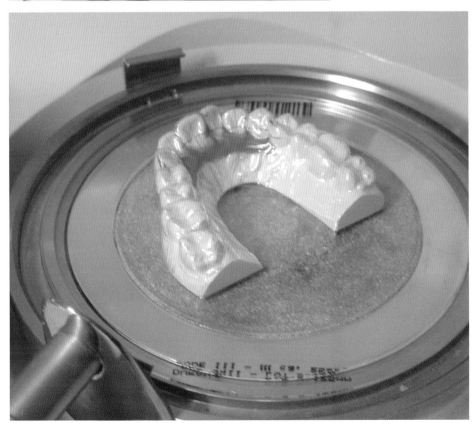

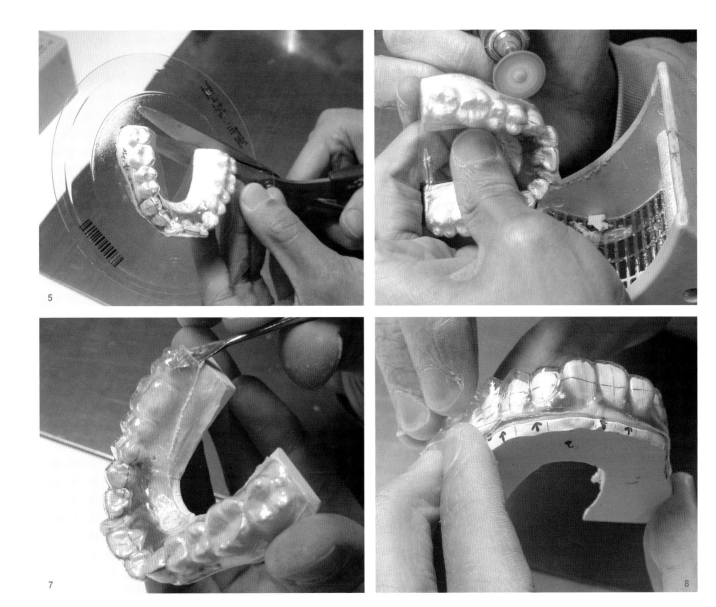

5

7

8

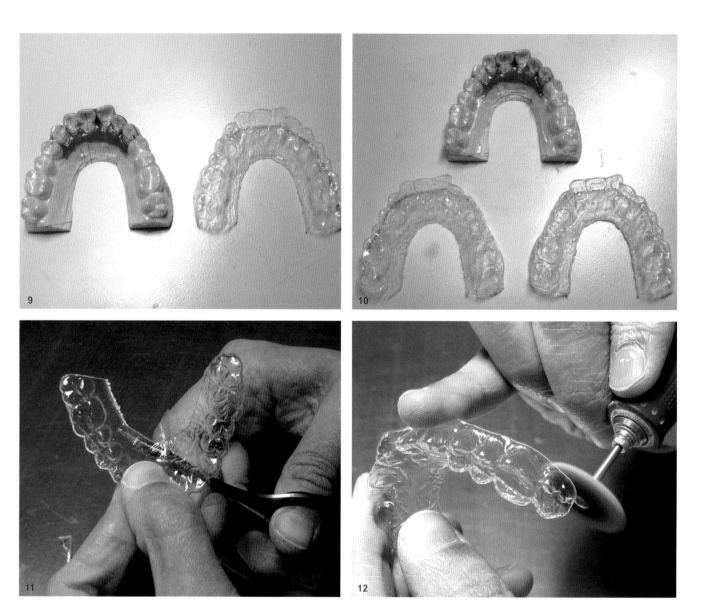

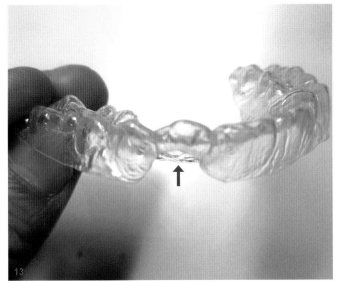

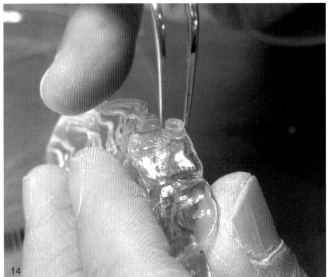

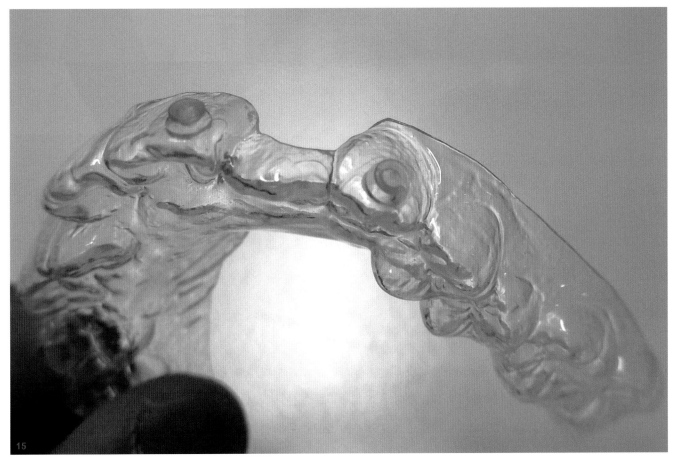

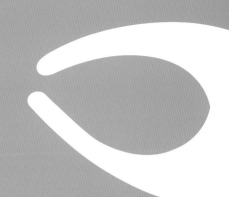

V
투명교정과 병행치료

1 투명교정과 보존치료

투명교정은 교정을 전문으로 하지 않는 일반 치의(G.P.: general practitioner)에게 최적화된 시술방법이므로 순수하게 교정치료만을 진행하기보다 교정 전후 또는 동시에 다른 치과 치료를 병행하는 것이 불가피한 경우가 많다. 특히 환자의 구강문제에는 방사선 사진이나 면밀한 검진으로도 미처 알 수 없는 요소가 많아서 교정을 시작할 당시에는 발견할 수 없는 위치에 있던 우식 부위(caries)가 치아를 회전시키는 과정에서 밖으로 드러날 수도 있고, 초진 시에는 방사선 사진으로도 포착되지 않던 치수변성이나 치수염이 교정 도중 급성으로 발병하는 경우도 있다. 치아의 이동으로 인해 예기치 않던 대합치와의 조기접촉 및 교합 외상이 발생하여 어느 날 환자가 치주질환 증상을 호소하는 경우도 있다.

뿐만 아니라 일반 치의의 경우, 종합적인 치과 치료를 미리 염두에 두고 투명교정을 함께 시행하는 경우도 많으므로 보존, 보철, 치주, 외과, 임플란트 등 다양한 종류의 시술이 투명교정 시술과 유기적으로 결합하여 상호 도움이 되도록 치료전략을 수립하고 여러 시술이 서로 충돌하지 않도록 진행하는 것이 매우 중요하다.

현재 투명교정 장치는 첫 1주일 간 얇은 장치를 장착하고 두꺼운 장치로 바꿔 1주일을 끼운 다음 치과에 내원하여 새로운 장치를 만들기 위한 인상채득을 하고 나서 두꺼운 장치를 1주일 더 끼우는 방식으로 반복되는 시스템이므로, 이러한 순환주기의 어느 시점에 병행치료가 들어가야 하는가를 잘 판단해야 한다.

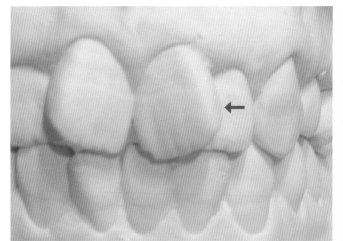 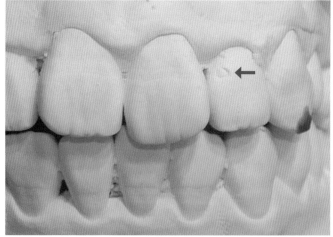

투명교정에 의해 중절치(#21)에 가려서 숨어 있던 측절치(#22) 우식 부위가 노출되었다. 적절한 시점에 레진 수복치료를 시행한다.

복합 레진 수복치료(composite resin restoration)

불규칙성(irregularity)이 심한 총생(crowding) 치열의 경우 치아를 정상적인 위치로 배열하는 과정에서 그 동안 서로 겹쳐져 칫솔질이 닿지 않았던 부위가 드러나면서 심한 우식이 발견되는 경우가 있다. 환자가 발견하여 심미적인 이유로 즉시 치료를 원하기도 하고 술자가 발견하여 치료를 권할 수도 있다. 대개 두꺼운 장치를 1주일 장착하고 인상채득을 위해 치과를 방문하여 새로운 인상을 채득하기 직전에 실시하며 레진을 과충전(over-filling)하지만 않는다면 기존의 장치를 조정하지 않고 계속 장착하면 된다. 레진 수복으로 치아 형태에 큰 변화가 발생할 때에는 기존의 장치를 적절히 손질해서 장착에 무리가 없게끔 해줘야 한다.

인레이 수복치료(inlay restoration)

술자가 치과에서 즉시 수복해주는 레진 충전 등이 '직접법'이라면, 기공소를 거쳐 제작된 기공물로 손상된 치아를 회복해주는 인레이, 온레이 등은 '간접법'이라 할 수 있다. 간접법에 의한 수복치료는 기공물을 장착(setting)해주는 순간에 치아나 치열의 형태가 영구적으로 확정되므로 새로운 교정장치 인상채득은 이때 시행되어야 하나, 치아의 프렙(preparation) 및 보철 인상은 기공물 제작에 걸리는 소요시간을 역산해서 그보다 약 1주일 전에 시행되어야 한다. 즉 얇은 장치를 장착한 지 1주일 되는 시점에 내원시켜 인레이 프렙을 한다. 두꺼운 장치

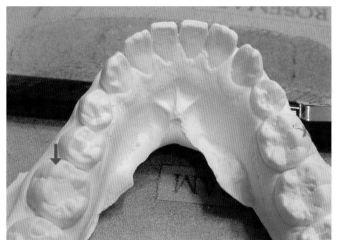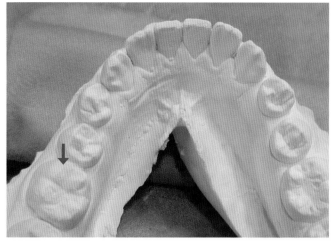

기존의 아말감 충전물을 교정 과정 중에 골드 인레이로 교체했다. 그 과정에서 치열의 모습이 서서히 바뀌고 있음을 볼 수 있다.

를 1주일간 장착토록 한 다음 인레이를 합착(cementation)한 직후 (1주일 후에 끼울) 새 교정장치 인상을 뜨면 된다. 프렙 후 임시충전재로 와동을 폐색(sealing)할 때나, 완성된 인레이를 치아에 합착할 때 시술 부위에 투명장치 장착에 방해되는 외형적인 변화가 생긴다면 수복물이나 교정장치를 적절히 조정해준다.

근관치료(endodontic treatment)

투명교정 도중에 치통이 발생하는 경우 근관치료는 시점에 구애받지 않고 즉시 시행할 수 있다. 신경치료 시에는 근관장(working length) 관리와 저작압 완화(deloading)를 위해 교합면 삭제(occlusal reduction)가 이루어져 부피가 줄게 되므로 투명장치 장착에 전혀 지장을 주지 않기 때문이다. 교정 시작 전에 근관치료가 이미 진행되고 있더라도 투명교정 시술을 지체해야 할 이유가 전혀 없다. 단, 근관치료를 할 치아의 뾰족하거나 날카로운 면이 장치제작이나 장착 시 곤란을 겪게 하는 일이 없도록 모든 면을 둥글도록 다듬어주는 것이 좋다.

근관치료 중인 치아가 오히려 교정에 유리한 역할을 하기도 하는데, 총생(crowding)으로 인해 공간이 부족할 때 신경치료 치관의 인접면을 장차 크라운의 근원심 폭경을 좁게 변형시킬 요량으로 과감히 삭제함으로써 별도의 발치나 생활치 스트리핑 없이 인접부위에 넉넉한 공간을 확보할 수 있다.

+ Case 1

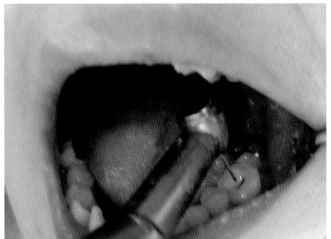

치수질환은 발병 즉시 치료를 시작한다.

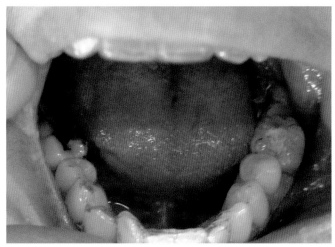

근관와동 형성 시 치관의 교두가 삭제되므로
현재 장착 중인 장치를 아무런 손질 없이 그대로 사용할 수 있다

+ Case 2

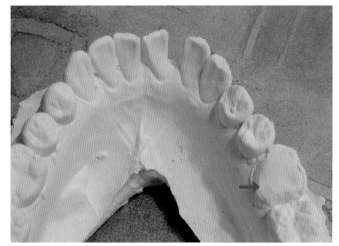

신경치료 중인 치아(#46)의 형태가 들쑥날쑥하고 날카로우므로
교정을 시작하기 전에 장치장착에 무리가 없도록 다듬을 필요가 있다.

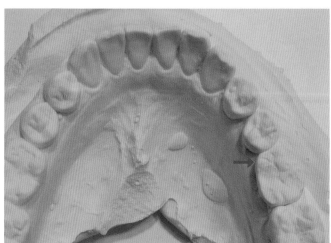

근관치료를 마치고 크라운을 장착하는 시술이
투명교정 시술과 함께 이루어졌다.

+ Case 3

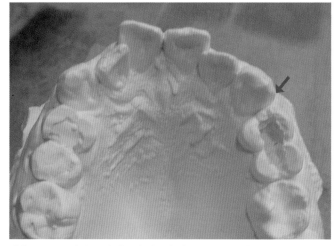

좌우 1, 2 소구치에 급성 치근단 치주염 및 농양으로 내원하였으며,
교정치료도 원하였으므로 근관치료와 함께 투명교정을 시작하였다.

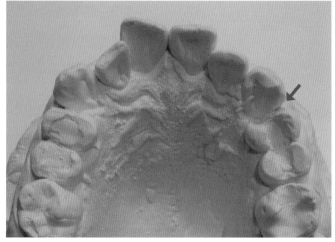

교정을 시행하는 동안 소구치 근관치료를 마치지 않고
전략적으로 병행하면서 견치 원심측 공간을 충분히 확보해 나간다.

2 투명교정과 보철치료

투명교정 치료 도중에 근관치료를 마음껏 시술할 수 있는 것은, 근관치료의 최종 마무리가 크라운 수복이고, 고정성 보철(크라운 & 브리지) 시술은 투명교정과 항상 병행할 수 있기 때문이다. 그러나 두 가지 이질적인 시술을 결합시키기 위해서는 치과의사를 중심으로 보철 기공소, 투명교정 기공소, 치과 스탭 등 여러 주체의 유기적인 협력이 긴요하다.

투명교정과 동시에 보철 치료가 시행되는 경우를 작업방식의 관점에서 다음과 같이 크게 나누어볼 수 있다.

① 지대치 삭제형성(preparation) 후 임시(temporary)치아를 제작 장착해주어야 하는 경우
② 지대치 삭제형성 후 임시치아가 불필요한 경우

구치부의 무수치(pulpless tooth, 비생활치)의 경우는 지대치 프렙 후 보철물 장착 시까지 대략 1주일간 저작에 다소 불편함이 따르더라도 삭제된 상태 그대로 두어도 무방하다. 지대치는 전보다 부피가 줄어들므로 장착하던 투명장치를 계속 사용하도록 한다. 반면에 유수치(생활치)를 삭제했거나, 무수치라도 심미성이 요구되는 전치부 치아의 경우 반드시 임시치아를 장착해주어야 하므로 임시치아를 만들어 임시 합착하고 나면 현재 장착 중인 투명장치에 대한 수정은 불가피하다. 만일 임시치아로 인해 장치가 치열에 잘 맞지 않게 되었는데도 이를 무리하게 장착했을 경우 장착적합도가 떨어질 뿐아니라 설령 끼워진다 하더

라도 교정과정에 문제를 일으킬 소지가 있다.

우선 임시치아는 치과에서 직접 만들어서 장착하기도 하고 보철 기공소에서 만들어 와서 적절하게 조정해서 장착하기도 하는데 어떤 경우든 정상적인 크기보다 약간 작게 만드는 것이 투명장치 조정장착에 도움이 된다. 또한 지대치 프렙이 예정되어 있을 때 투명교정 기공소와 협의하여 투명장치 내 해당치아 치관의 절단 2/3를 잘라내어 구멍(hole)을 미리 형성하도록 하면 임시치아 부위를 약간 블록아웃해서 만들므로 치과에서 술자가 형성한 것보다 더 잘 맞고 깔끔하다는 장점이 있다.

크라운이나 브리지 보철 수복은 치아 전체를 변화시키는 치료이므로 지대치 삭제 시 얇은 장치에 의한 이동 결과에 맞추어 보철물을 제작·장착하면 두꺼운 장치에 의해 추가 이동된 인접치아와 차이가 발생할 수 있다. 그러므로 두꺼운 장치의 교정효과가 적당히 이루어진 시점, 즉 두꺼운 장치 장착 2~3일째 되는 날 치과에 내원하도록 해서 지대치 삭제를 하는 것이 좋다. 이때 임시치아를 제작했다면 여기에 두꺼운 장치를 맞추어 조정해서 끼워주어야 한다. 1주일 후 완성된 보철물을 구강 내에 합착한 직후 새로운 교정장치를 위한 인상을 채득함은 물론, 세팅된 최종 보철물과 상충되지 않도록 현재 장착 중인 두꺼운 장치의 해당치아 부위에 구멍 형성 또는 확장 등 꼼꼼하게 조정하는 것을 잊어서는 안 된다.

+ Case 1

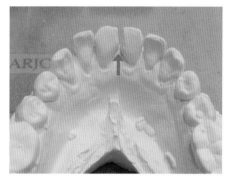

하악 전치부의 소생과 전방 돌출(일반적으로
상악 전치부 보철 시술 시 이 상태에 맞춰서
하므로 상악 역시 돌출 보철물이 됨)이 심하다.
하악 중절치에 연결된 크라운을 분리시키고
전치 전체 후방견인을 시작한다.

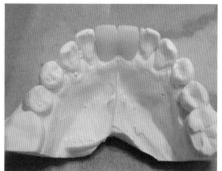

공간폐쇄와 후방견인이 어느 정도 진행된
상태에서 기존 크라운을 교체하기 전에,
심미성을 고려하여 보철 기공소에 의뢰하여
임시치아를 제작한다.

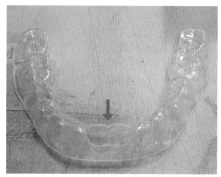

크라운 프렙과 임시치아 장착이 예정되어
있으므로 투명교정 기공소와 협의하여
투명장치에 구멍을 형성한다. 이것은 교정력이
거의 작용하지 않는 '임시' 유지장치
(retainer)이며 주로 복제장치(duplication)의
원리로 제작한다.

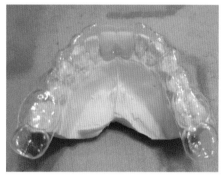

임시치아 위에 투명장치가
잘 들어갈 수 있는지 미리 확인해본다.

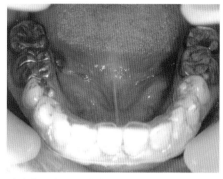

지대치 프렙 후 임시치아를 장착한 상태에서
투명장치를 끼운다. 이때 장치 적합도가
떨어질 경우 구멍의 형태와 크기를 조정해준다.

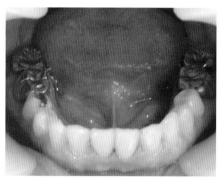

하악 중절치에 도재소부금속관을 합착한다.

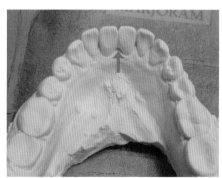

교정이 아직 끝나지 않았으므로
최종 보철물 수복을 마친 후
다음 투명장치를 위한 인상을 채득한다.

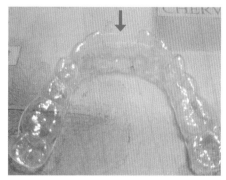

임시치아 장착 중에 사용하던
투명장치가 새로운 보철물에도 잘 맞는지
확인하고 조정해준다.

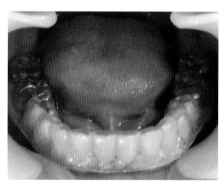

새로 제작해온 투명장치를 장착하여
교정을 좀 더 진행한다.

+ Case 2

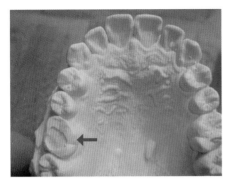

투명교정 시술 도중 제1대구치(#16)
치수염 발병으로 근관치료를 시행하고 있다.

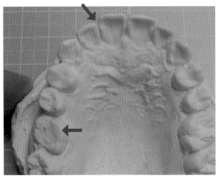

근관치료 종료 후 크라운 지대치 삭제를
시행했다. 무수치이고 후방구치이므로
보철물 제작기간 동안 임시치아가 불필요해서
현재 투명장치를 그대로 끼운다.
근관치료 기간 중에도 중절치가
이동되었음을 알 수 있다.

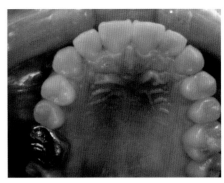

골드 크라운을 합착한다.

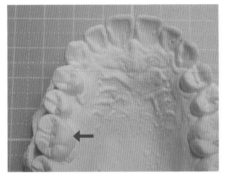

크라운 세팅 직후 다음 투명장치를 위한
인상을 채득한다.

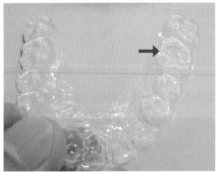

현재 투명장치의 해당치아는 근관치료 시의
치관형태이므로 이대로 장치를 끼울 수 없다.

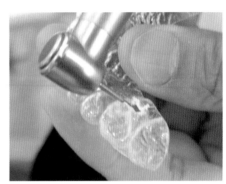

치관부위의 2/3 정도를 제거하여
구멍을 낸다.

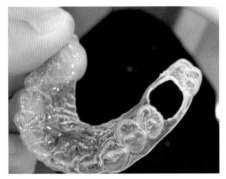

주위 연조직에 자극을 주지 않도록
매끄럽게 다듬어서 장착해준다.
새 교정장치를 장착할 때까지 착용하도록 한다..

3 투명교정과 외과적 치료

투명교정 도중에 발치를 하고 임플란트 매식을 하고 상부 보철물을 올리는 것
은 그리 복잡한 술식이 아니다. 장치를 장착하는 관점에서 발치는 구강 내 구조
물의 부피가 대폭 감소하는 것이니 기존의 장치를 특별히 조정할 필요가 없고,
외과적 관점에서도 발치 후 기존 장치를 장착해주는 것이 오히려 발치와를 보호
해주므로 술후 합병증 예방에 도움이 될 수 있다. 임플란트 식립의 경우에도 1차
수술 후 투명장치를 장착하면 봉합된 창상의 이개(seperation) 및 절개(incision)
부위 감염의 가능성이 줄어든다. 그리고 부분 무치악(partial edentulous) 부위
는 투명장치를 제작할 때 착탈의 편의성과 장치 자체의 형태 유지를 위해 인접
치 근원심면 하방의 언더컷과 치조제(alveolar ridge) 부위를 넉넉하게 띄워서
(block-out) 만들므로 임상에서 별다른 장치 조정 없이도 외과적 시술을 순조롭
게 진행할 수 있다.

발치(extraction)

발치를 한 후에도 심미적인 문제를 일으키지 않는 구치부는 해당치아의 발
치 및 술후 부종 등을 고려하여 장치를 약간 블록아웃하여 만들면 되지만, 심
미성이 요구되는 전치부의 경우는 발치 후 장착할 투명장치 내에 '임시 의치'
(temporary denture) 기능을 첨가해주어야 한다. 전치부 발치가 예정되면 기공
소와 협의하여 발치할 공간에 가의치(pontic) 형태를 부여한 투명장치를 제작하
여 가의치 부위 내면에 복합 레진을 채워넣으면 되는데, 사전 준비가 안 되었을
경우 치과에서도 기존의 장치를 이용해서 즉석 제작이 가능하다. 일반적으로 식

사 시에는 장치를 빼놓아야 하는데, 가정 내에서는 장치를 빼고 식사를 해도 무방하지만 외부에서 사람들과 함께 식사를 해야 하는 상황에서는 불가피하게 장치를 장착한 채 식사를 하도록 한다. 이때만큼은 장치를 손상시킬 만큼 뜨겁거나 딱딱한 음식은 피하도록 지시한다.

임플란트 시술(implantology)

투명교정의 전 기간과 식립된 임플란트의 골유착(osteointegration) 기간은 거의 일치하므로 가급적이면 두 가지 시술을 동시에 진행하는 것이 바람직하다.

1차 수술(fixture implantation) 투명장치에 별다른 준비가 필요 없다. 가끔 임플란트 식립 부위 치은에 일시적인 부종이 발생하기도 하지만 투명장치 자체에 탄성이 있으므로 장치장착 시 상호완충이 된다. 그렇다 해도 수술 후 봉합이 끝나면 현재의 장치를 한 번 장착해서 맞춰 보고 혹시 잇몸과 예리하게 맞닿는 부분이 있으면 장치의 마진을 살짝 오려낸다든가 하여 적절히 조정해준다. 만일 수술 당일이 투명교정 인상채득 시점이라면 거즈(gauze)를 물린 후 어느 정도 지혈이 되었을 때 알지네이트 인상을 실시하면 된다.

2차 수술(fixture uncovering) 수술 부위에 잇몸형성 지대치(healing abutment)가 볼록하게 장착되므로 구강 내 새로운 구조물 발생에 따른 투명장치의 조정이 필요하다. 이때 가능한 한 높이가 낮은(short) 부품을 사용하면 투명장치 조정(구멍 형성/상충 부위 제거) 시 곤란함을 줄일 수 있다.

임플란트 보철 인상(coping impression) 크라운 & 브리지 수복치료와 마찬가지로 투명교정 인상채득 날짜보다 약 1주일 전, 즉 두꺼운 장치로 갈아끼운 지 2~3일 후에 실시함으로써 보철물 완성이나 합착 직후 새로운 교정장치 인상이 가능하도록 일정을 잡는다. 그리고 보철완료 시 환자가 끼우고 있는 투명장치는 다음 장치를 받을 때까지 장착에 무리가 없도록 세밀하게 조정해주어야 한다.

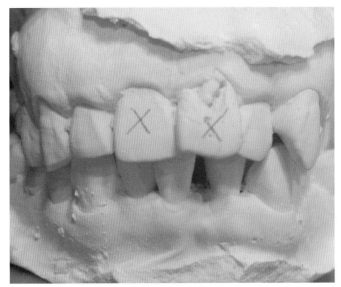

어릴 때 재식되어 치근이 거의 다 흡수된 상악 중절치이다.
동요도가 심해 교정 도중에 발치하고 임플란트로 대체하기로 하였다.

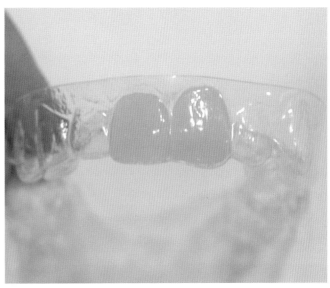

교정장치 내의 발치예정 부위를 가의치 형태로 만들어
내면에 복합 레진을 채운다.

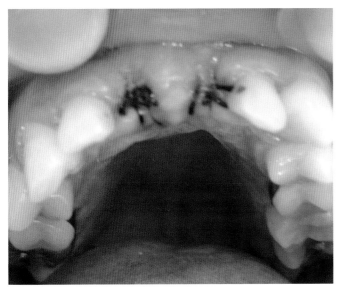

상악 중절치 발치 후 봉합한 모습이다.

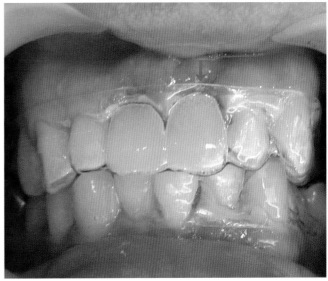

미리 준비한 투명장치를 장착한 뒤 장애요소를 살핀다.

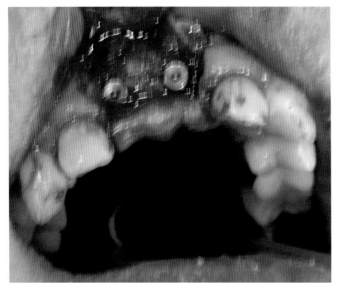

발치한 지 3개월 후에 임플란트 식립 및 골이식을 하였다.

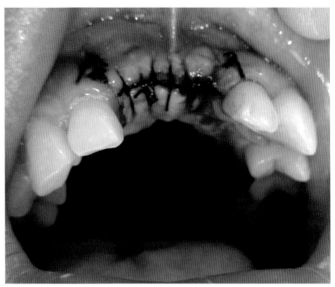

절개선을 봉합하였다.

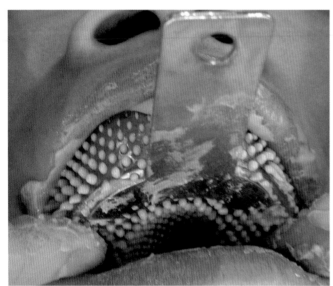

지혈 후 다음 단계의 교정장치를 위해 인상을 채득하였다.

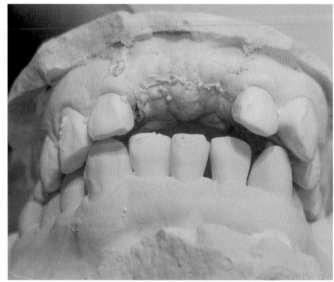

수술 직후의 상태가 재현된 석고모형을 투명교정 기공소로 보낸다.

+ Case 2

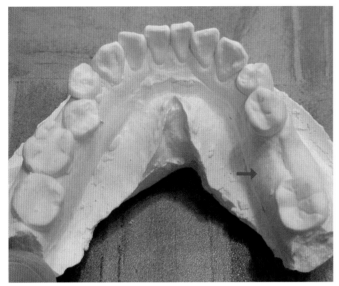

치근단 치주염이 심했던 대구치(#46)의
발치와 동시에 투명교정을 시작하였다.

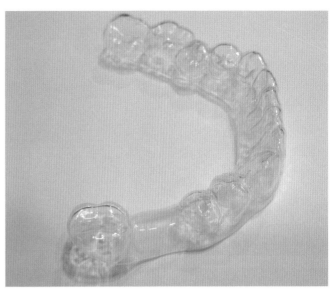

투명장치에서 무치악 부위는 인접치면
하방(under-cut)과 치조제 점막면 상에 공간(relief)을 부여한다.

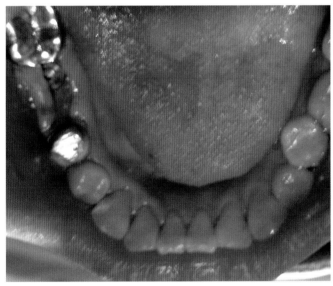

발치 후 일정기간이 지난 뒤
임플란트 1차 수술을 시행하였다.

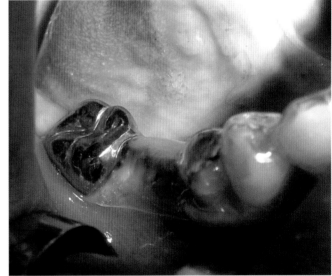

수술 및 봉합 부위와 투명장치 무치악 부위가
서로 부딪히지 않는다.

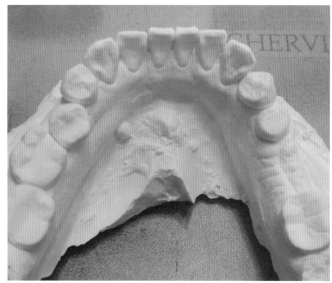

봉합사 제거 직후 다음 교정장치를 위해 인상을 채득했다.

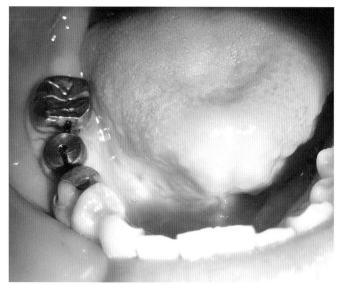

2차 수술을 시행하였다. 이때 잇몸형성 지대치(healing abutment)는 가능한 한 높이가 낮은 부품을 사용하였다.

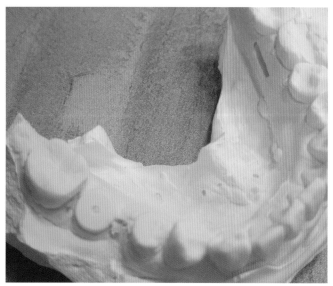

2차 수술 직후 다음 교정장치를 위해 인상을 채득했다.

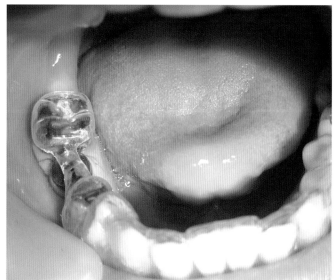

현재의 투명장치를 2차 수술 후 상태에 맞게 조정해서 장착해준다.

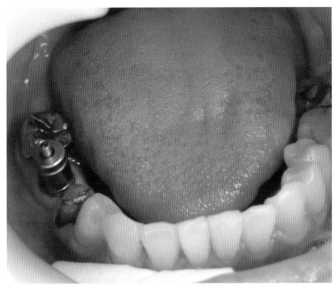

인상코핑(impression coping)으로 보철 인상을 채득하였다.
인접해 있는 제2소구치는 크라운 프렙을 하였다.

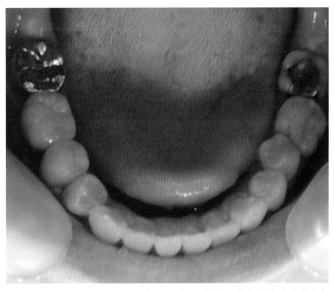

도재소부금속 크라운 보철 수복이 완성되었다.
#46i, #45

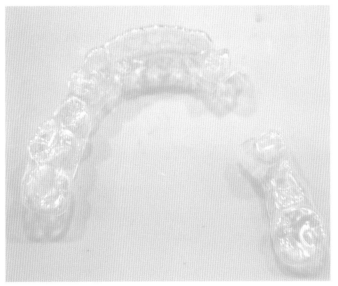

장착 중이던 장치에서 새 보철물 부위를 잘라낸다.

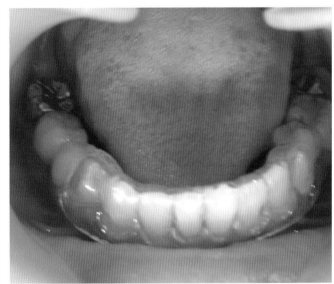

다음 장치가 만들어지기 전까지 조정된 투명장치를 계속 장착한다.

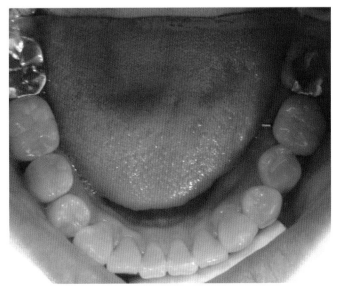

교정 완료와 동시에 반대쪽(#36) 치아도
도재소부금속관으로 수복한다.

4 투명교정과 치은절제술

투명교정 도중에 치은절제술(gingivectomy)을 시행하는 경우는 크게 두 가지로 나눌 수 있다. 첫째는 치은변연에서 치아의 백악-법랑 경계부까지 거리가 비정상적으로 먼 경우 임상적 치관(clinical crown)이 해부학적 치관(anatomical crown)에 비해 지나치게 짧아서 교정시술만으로는 심미성을 얻을 수 없을 때이고, 둘째는 급속한 치아이동으로 인해 이동방향의 치은이 압박을 받아 불룩하게 팽융함으로써 심미적 또는 병리적 문제를 일으키는 경우이다.

임상적 치관이 짧아서 비심미적인 경우는 치관 연장술(crown lengthening) 차원에서, 치은팽융의 경우는 치주낭 제거술(pocket elimination) 차원에서 생각해볼 수 있다. 두 가지 모두 치은열구(sulcus)가 비정상적으로 깊어진 것일 뿐이므로, 치조골정에서 결체직 부착부를 거쳐 상피 부착부까지의 거리 약 2mm, 즉 생물학적 폭경(biologic width) 확보를 위한 치조골 성형시술(alveoloplasty)은 불필요하다.

특히 교정이동으로 인한 풍융화는 초기에는 염증의 징후(redness, pain)를 보이지 않으나 방치하면 치태축적으로 인해서 치주낭과 유사한 치주질환을 일으키며, 인접 또는 대칭치아에 비해 임상적 치관이 짧으므로 성공적인 교정시술에도 불구하고 심미성의 완벽한 개선은 이루어지지 않는다.

치은절제를 시행하기 위해서는 우선 환자에게 치은절제의 당위성에 대해 설명하고 이해를 구한 다음, 해당 치은 부위에 침윤마취를 하고 날이 예리한 블레이드(#15)로 인접 치은의 형태와 높이에 맞추어 깔끔하게 과잉 부위를 절제한다. 설측치은의 경우는 심미성이 요구되지 않으므로 마취 없이 환자가 인지하지 못할 만큼 신속히 잘라내도 무방하다. 절제 직후 거즈로 수술 부위를 2시간 정도 압박하여 지혈시키도록 하며 술후 2일 정도 항생제를 투여한다.

투명교정 중이므로 절제술을 시행하는 시점의 선택도 중요한데 다음 교정을 위한 인상을 채득한 직후가 가장 적합하다. 이때는 이미 두꺼운 장치를 일정 기간 장착한 이후여서 목표로 하는 치아이동이 거의 이루어지고 현상유지를 위한 기간이므로 교정과정을 비교적 여유 있게 관리할 수 있다. 즉 이 기간에는 절제 부위 출혈이 완전히 멎을 때까지 장치장착을 몇 시간 미룰 수 있을 뿐 아니라 나중에 환자 스스로 장치장착이 얼마든지 가능하다. 반면에 새 장치를 장착하는 날 절제시술을 하는 것은 스트리핑, 불소도포 등이 시행되는데다가 치과시술부터 3시간 이상 새 장치를 장착해야 하는데 장치 내 출혈이 심하므로 바람직하지 않다.

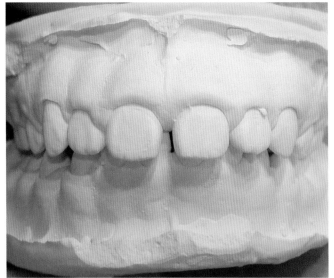

소생 환자로서 중절치, 측절치의 임상치관이 짧아서 비심미적이다.

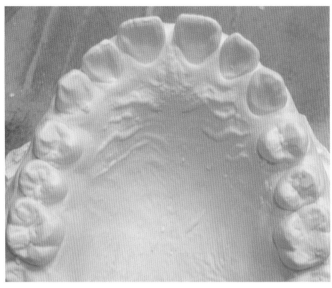

공간폐쇄와 후방이동이 시작되었다.

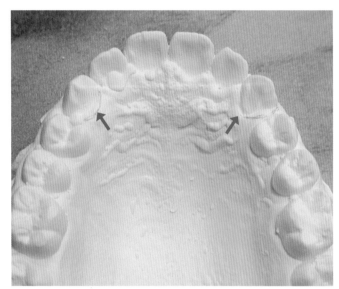

급격한 치아이동으로 이동방향 치은이 팽융하였으며,
견치 설측 치은에 절제술이 필요하다.

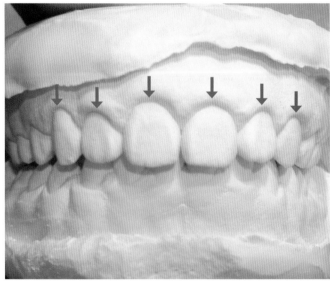

교정 도중 상악 좌우 6전치 순측에 치은절제술을 시행하였다.

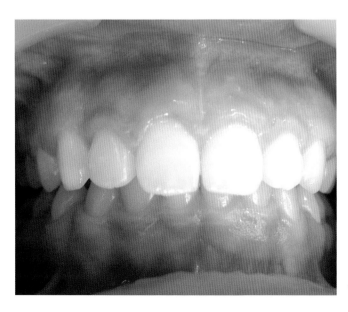

임상치관의 연장으로 심미성이 획득되었다.

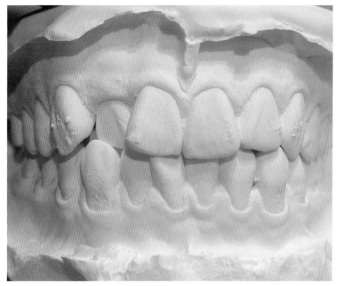

상악 우측 측절치(#12)의 반대교합이 두드러진다.

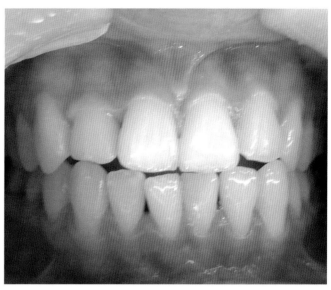

반대교합은 해소되었으나 순측 치은이 비대하여 임상치관이 짧다.

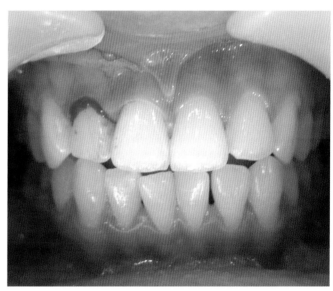

대칭되는 좌측 측절치(#22) 치은에 맞추어 치은절제술을 시행하였다.

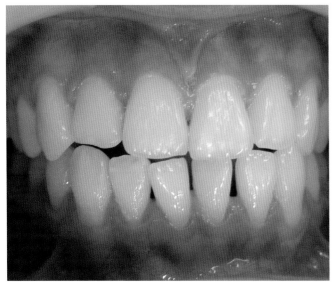

치은절제 한달 후로, 절제 부위가 말끔히 치유되었다.
해당치아(#12)의 순측도약 시 경사이동(tipping)으로 인해
함입 성향을 보이므로 정출이동이 불가피하다.

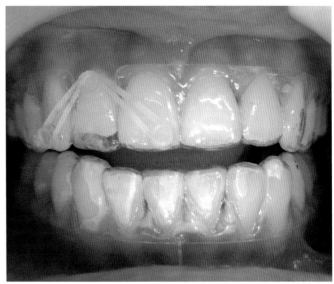

링과 버튼을 이용하여 측절치를 정출시키기 시작했다.

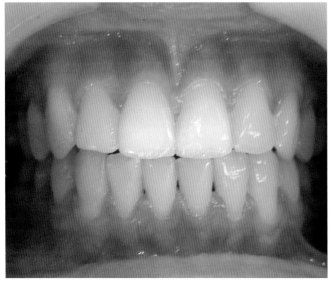

상하악의 교정이 완료되었다.

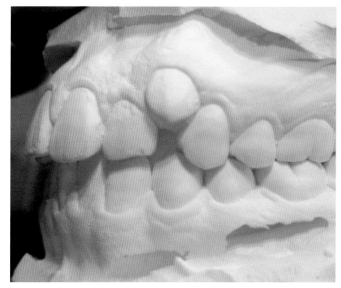

공간부족으로 견치가 불완전하게 맹출되었다.

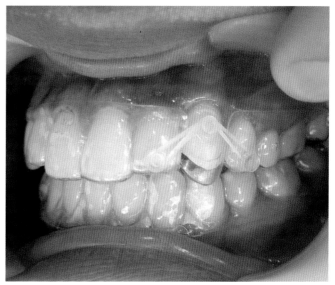

창출된 공간으로 견치를 정출시켰다.

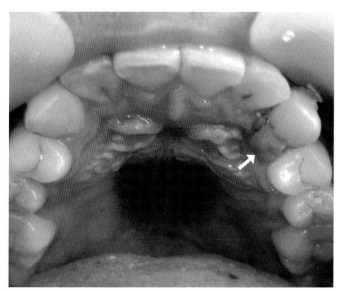

급격한 정출로 인해 견치 설측 치은이 팽융되어 치태가 축적되었다.

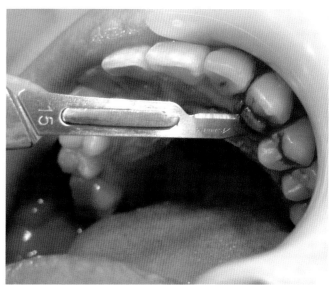

심미성을 고려하지 않고 마취 없이 신속하게 치은을 절제했다.

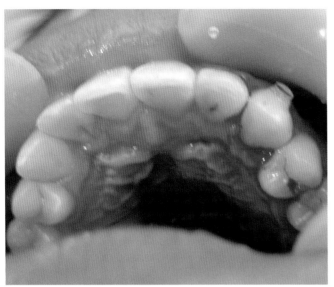

치은절제 직후로, 치주낭이 사라졌다.

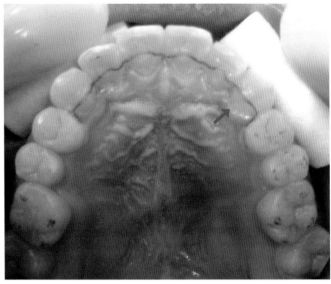

교정 완료 후에도 절제 부위 치은의 건강성이 유지된다.

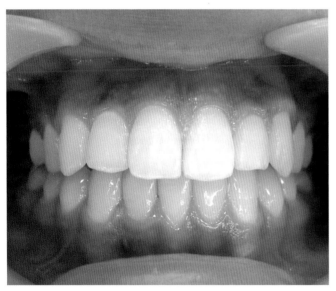

상하악 교정이 완료되었다.

5 투명교정과 법랑질 성형술

법랑질 성형술(enameloplasty)이란, '법랑질 두께의 1/3 이내를 적절한 회전 기구로 삭제(reduction) 또는 재형성(reshaping)함으로써 레진, 골드, PFM, 세라믹 등 별도의 수복재를 사용하지 않고도 치아에 심미성과 면역성을 부여하는 것'이라 정의할 수 있다(보존학, C. M. Sturdevant 참조). 순수한 의미의 교정은 '치아를 움직이는 것'이며 보철이나 보존치료처럼 치아형태학적인 변화를 일으키는 치료가 아니지만, 교정을 진행하다보면 치아의 외형을 수정하지 않고서는 도저히 심미적 목표를 달성할 수 없는 경우가 많다. 이때 법랑질 성형술을 활용하여 치아과민증, 치아우식증 등 별다른 부작용 없이 심미적 완성도를 높일 수 있다.

물론 와이어 교정이라 해서 이러한 시술이 불가능한 것은 아니지만 투명교정 시술에는 치면 부착물들이 아예 없으므로 이 술식을 적용하기가 좀 더 용이하다고 할 수 있다. 다음에서 이 시술의 적응증과 각각의 방법론에 대해서 알아보자.

원시적 치아(primitive tooth)의 형태 수정

상하악의 모든 치아는 정상적인 치열궁에 놓였을 때 오랜 기간 저작, 발음, 연하, 이갈이, 이악물기 등 정상적 또는 비정상적 충격에 의해 인접치아와의 접촉면, 대합치와의 교합면(절단면)에 지속적인 마모(attrition)가 이루어진다. 그 결과 개개의 치아들은 엄밀하게 들여다보면 맹출 초기의 형태를 그대로 유지하고 있는 치아는 거의 없고 전체 치열의 일부로서 적절한 마모가 이루어져 좀 더 적응되고 사회화된(?) 형태로 변모한다.

그런데 이 치아들이 서로 틀어져서 나거나(irregular dentition) 일부 치아가 덧나거나 하면 해당 치아는 접촉면 마모(contact attrition)의 기회가 전혀 없으므로 맹출 시의 인접면(proximal surface) 형태를 그대로 지닌다. 즉 인접면의 특정 부위가 풍융한 채로 방치되어 전체적인 근원심 폭경이, 정상배열 내에 위치한 치아에 비해 넓은데 이러한 치아는 '원시적' 형태를 지니고 있다는 뜻에서 '원시적 치아'라 부르기로 한다.

원시적 치아의 인접면 풍융은 절단 1/3이나 중간 1/3 부위에 가장 빈번히 나타나는데 치아의 배열이동(aligning) 시 공간부족(space deficiency) 상황을 야기하기도 하고, 배열을 완료한 후라도 심미적 문제(예를 들면 black triangle)를 남길 수 있다.

이 부위의 성형 시술은, 전반적으로 배열공간이 부족한 경우는 해당 치아가 정상배열로 들어서기 전에 하되 다음 장치를 위한 인상을 채득하기 직전에 시행하고, 배열공간이 충분한 경우는 배열이 가지런하게 된 이후에 하되 새 장치를 장착하는 시점에 치간 삭제(stripping)의 일환으로 시행하는 게 좋다.

이 밖에 심미적 보철을 위한 부분교정(M.T.M.: minor tooth movement) 완료 후 비심미적 치아의 재형성을 위한 크라운 프렙 시에 옆 치아의 원시적인 인접면으로 인해 보철물 착탈로(path)가 안 나오거나 제대로 된 심미보철이 불가능(black triangle 발생)할 경우가 있는데, 이때에도 보철인상 직전에 옆 치아의 풍융부를 삭제해주어야 한다. 위의 모든 술식에는 미세입자 다이아몬드 버, 화이트 스톤 버 또는 스트리퍼 등이 사용되며 성형 후에는 불소도포를 시행한다.

✚ Case 1

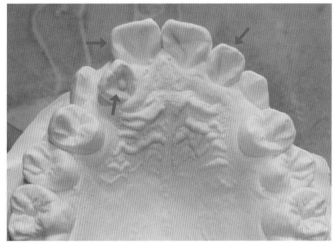

서로 맞닿아 있지 않은 #12 치아 근원심면과 #11 치아 원심면이 오랜 기간
마모되지 않아서 풍융한 상태이다. #22보다 #12의 근원심 폭경이 크다.

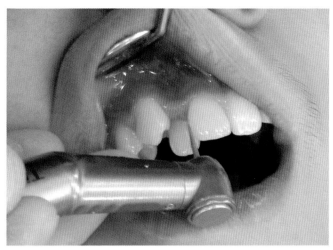

일정 기간 교정이동 후 미세입자 다이아몬드 버로
풍융면에 대해 법랑질 성형술을 시행하였다.

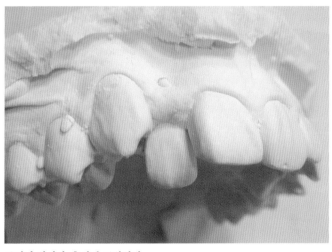

중절치 원심면, 측절치 근원심면,
견치 근심면 형태수정 결과 여유공간이 늘어났다.

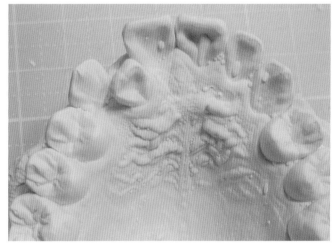

치아 인접면에 변화가 생겼다. 양 측절치의 근원심 폭경이
서로 같아지고 형태가 유사해졌다.

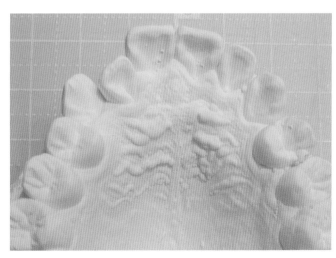

축소 성형된 측절치가 순측으로
무난히 도약이동(jumping)하고 있다.

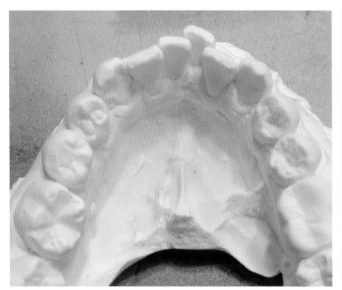

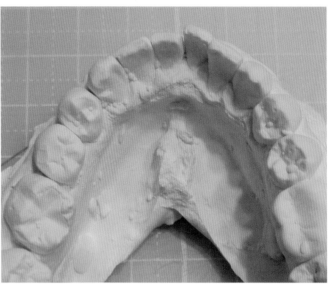

불규칙한 치열에서 각 치아들의 인접면 절단 1/3 부위가
너무 넓어서 역삼각형을 이루고 있다. 정상배열 시 공간부족을
가중시킴은 물론 배열 후에도 심미적 문제가 예상된다.

인접면 성형 시행 후 치아이동이 되었다.

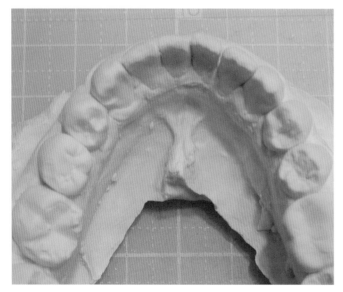

어느 정도 치열궁 배열이 이루어지고 있다.

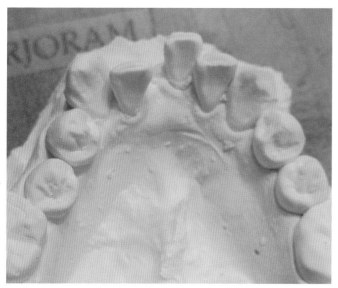

불규칙한 치열 부위에 놓인 치아들은 원시적인 형태를
띠고 있다. 중절치 발치로 인해 배열공간은 충분하다.

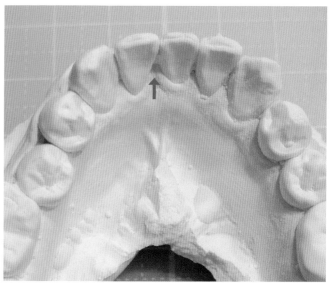

형태조정 없이도 정상배열은 가능하나
앞으로 치은측 과대 치간공간(black triangle)이 예상된다.

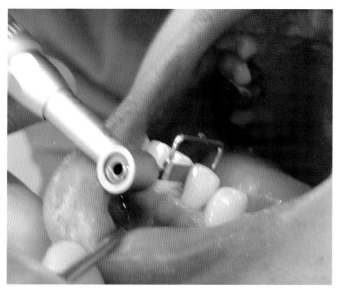

풍융한 인접면 절단 1/2 부위의 형태수정을 위해
스트리핑을 시행한다.

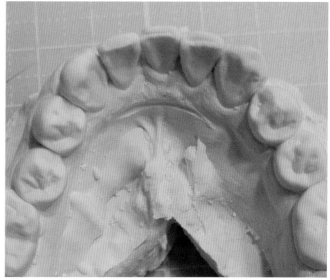

스트리핑 후 치체이동을 진행하여
치은측 치간공간을 축소시킨다.

+ Case 4

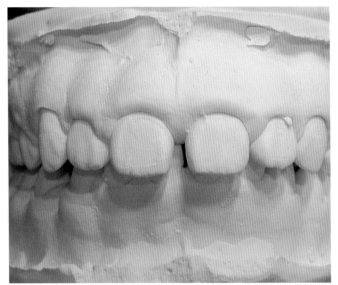

소생 치아의 경우 절단부보다 치경부로 갈수록
더 풍융한 인접면 형태를 띠는 경우도 있다.

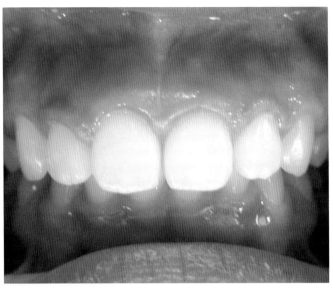

공간폐쇄와 치은절제술을 시행하였으나
절단측 치간공간이 너무 크게 남아 있다.

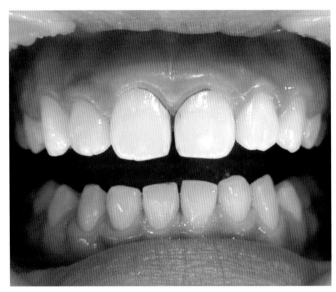

치경부에 의도적인 스트리핑을 실시함으로써
접촉 면적 확대를 도모하였다.

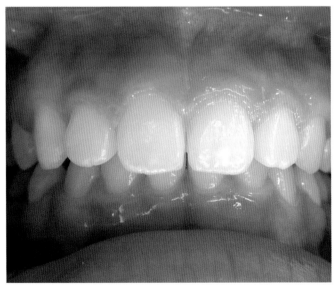

공간폐쇄를 좀 더 진행하자 절단측 치간공간이
줄어들어 심미성이 향상되고 있다.

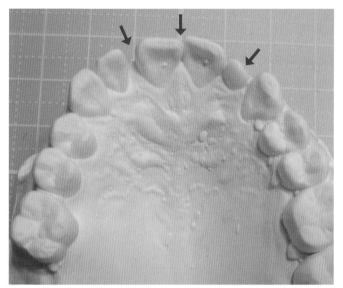

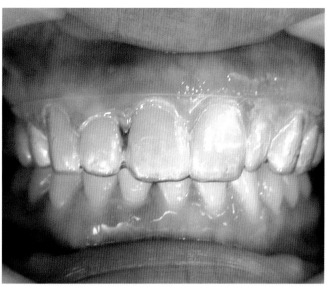

겹쳐진 중절치와 왜소 측절치(peg lateral), 소생치열 등 심미적 문제를
해결하기 위해 4전치 크라운 보철을 생각했으나 중절치 부분교정 후
양 측절치만을 크라운시술하기로 계획을 바꿨다.

투명교정 장치를 3회 장착하였다.

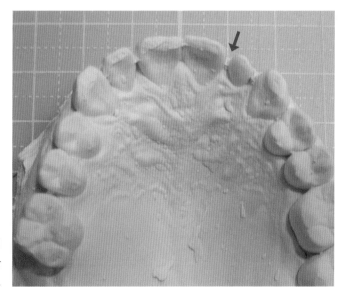

중절치 정상배열과 동시에
우측 이동으로 양 측절치를 위한
동일한 공간이 만들어졌다.

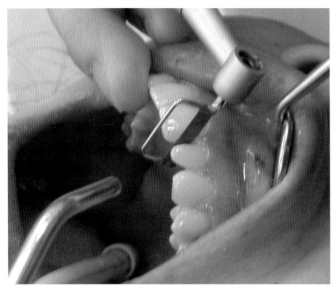

그대로 보철을 할 경우 중절치 원심면(중간 1/3)의 풍융한 형태로 인해
보철물 착탈로 확보가 어렵고 언더컷 부위의
심미적 문제(black triangle)가 예상되어 스트리퍼로 풍융부를 삭제하였다.

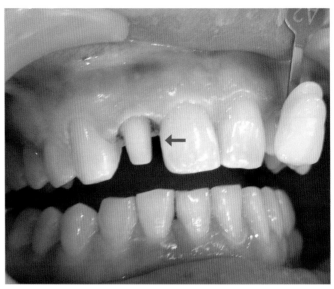

중절치 원심면의 원시적인 형태가 인위적으로
수정되어 심미 보철이 가능해졌다.

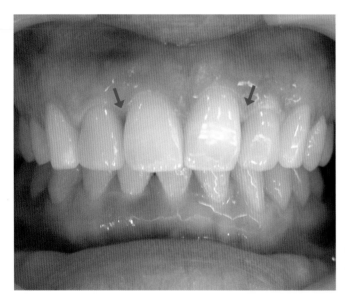

측절치 도재소부금속관을 장착한 모습이다.
부분교정과 법랑질 성형술 등의
병행치료로 심미성이 획득되었다.

선천적으로 거대한 치아의 수정

상악 중절치는 눈에 가장 잘 띄고 그 사람의 전체적인 인상을 좌우하게 마련이다. 그런데 이 두 치아가 인접 치아에 비해 지나치게 커서 순수한 교정 이동만으로는 심미성을 얻지 못하는 환자가 종종 있다. 단순히 근원심 폭경이나 치관 길이가 커서 순측 면적이 과대해지는 경우도 있지만, 치아의 협설측 두께가 크고 양측 변연융선이 두툼하므로 하악 전치 절단면에 맞닿아 전방으로 과돌출되어 입술을 자연스럽게 다물 수 없는 경우도 있다. 기존의 교정학에서는 이러한 개개 치아의 형태 문제가 도외시된 것이 사실이다. 그러나 투명교정에서는 환자가 원한다면 '자연' 치아의 법랑질을 과감히 조정하여 작고 얇고 예쁜 '성형' 치아를 만들면서 이를 후방견인시킴으로써 환자의 예민한 심미적 욕구 해소에 힘쓴다.

상악 전치의 후방이동을 위해서는 하악 전치와의 사이에 공극(clearance) 확보가 선행되어야 하므로 우선 하악 전치에 대한 치간 스트리핑과 동시에 후방견인을 실시한다. 공극 확보가 어느 정도 이루어지면 하악교정을 마치고, 상악 중절치를 위주로 치간 스트리핑을 실시하면서 후방으로 평행이동 또는 압하이동을 실시한다. 특히 이러한 이동설정 시에는 늘 치근첨(root apex) 방향으로 힘의 벡터를 부여하므로 환자로 하여금 잦은 '씹는 운동'(chewing exercise)을 지시하여 교정력의 활성화(activation)를 유도한다. 이 과정에서 중절치의 과풍융한 변연융선이 하악 전치 절단면에 닿게 되면 더 이상 후방이동이 불가능하므로, 이 접촉 부위를 미세입자 다이아몬드 버 등 회전기구로 적당량 삭제하여 이동을 위한 공극을 얻는다.

이를 통해 추가적인 후방이동이 가능해지고 결국 환자가 원하는 만큼의 돌출 감소와 근원심 폭경의 감소가 성취된다. 그러나 치아의 압하이동이 불충분할 경우 치관의 형태가 길쭉하고 과개교합(deep bite) 양상을 띠는 경우가 있어서 이때에는 추가로 서스펜더를 이용한 본격적 압하이동이나 절단면 법랑질의 심미적 삭제가 실시되어야 한다. 위의 모든 교정 완료 시에 중심교합, 측방교합에 대한 교합조정은 필수적이며 이 또한 조기접촉 방지를 위한 표면성형술의 일종이라 할 수 있다.

비정상적으로 마모(손상)된 치아의 수정

정상 치열을 벗어나 비정상적인 위치에 맹출했거나 비뚤어져 있던 치아는 오랜 기간 대합치의 지속적인 충격에 노출됨으로써 미세파절이나 마모로 인해 비정상적인 형태로 변하며, 교정이동 후에도 심미적인 개선을 어렵게 함은 물론 치주질환을 야기할 수도 있다. 이런 치아는 교정에 의해 어느 정도 정상배열에 들어선 후 인접 또는 대칭치아와 조화를 이루도록 법랑질 표면을 적절히 삭제 수정한다. 물론 성형만으로는 불가능할 경우 보철적 방법을 모색한다.

이 밖에도 표면을 약간 다듬기만 해도 심미적 개선이 현저해질 것으로 예상되거나 환자가 특정치아의 형태수정을 원할 경우에도 적절한 정도의 법랑질 삭제를 시행하도록 한다.

투명장치 응력완화를 위한 수정

탄성과 함께 소성을 지닌 투명교정 장치는 과도한 응력에 취약하므로 마모나 법랑질 파절 등에 의해 치아 모서리가 지나치게 뾰족할 경우(단위면적 당 가해지는 힘의 증가: F/A↑) 급격한 영구변형 또는 파열로 인해 장치로서의 기능을 잃게 된다. 이를 미연에 방지하기 위해 첨예한 부위를 뭉툭하게 다듬어주는 것이 좋다.

Clear Aligner

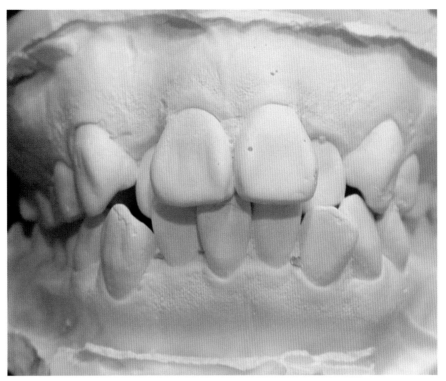

상악 중절치가 너무 크고 풍융해서 치아형태 수정이 없는 한
정상배열 후에도 심미적 개선이 불가능해 보인다.

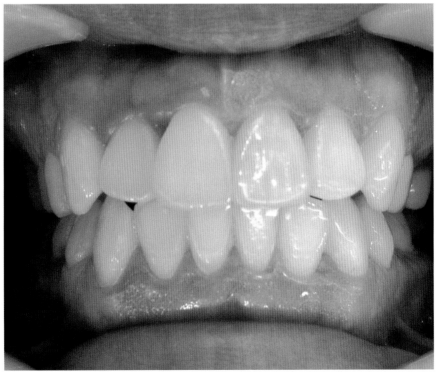

중절치의 모든 면을 수차례 성형하면서
배열하여 어느 정도 심미성이 향상되었다.

+ Case 2

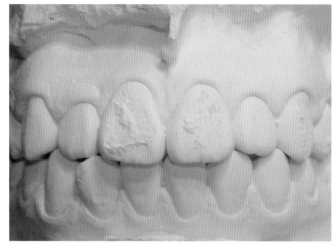

청소년기에 와이어 교정을 마쳤으나 유난히 거대한 중절치는 그대로
방치되어 있다. 환자는 치아를 작게 만들어 안으로 들어가게 해주기를 원했다.

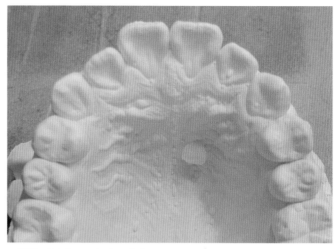

교합면 거대하고 풍융한 중절치.

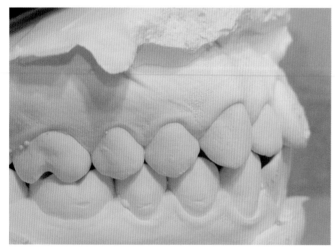

측면 돌출된 하악 전치와 상악 중절치.

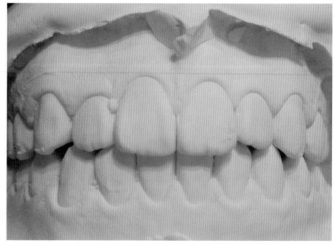

하악 전치 후방견인과 함께 상악 중절치를 후방견인한다.
수차례 중절치 위주의 스트리핑으로 치아의 폭경이 좁아졌다.

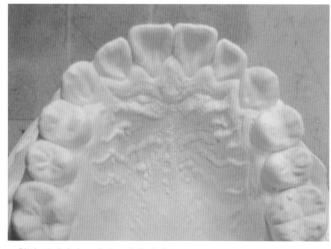

교합면 중절치의 크기 축소와 후방이동.

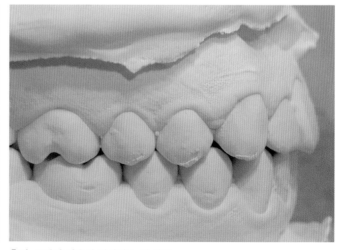

측면 중절치 치축의 변화가 눈에 띈다.

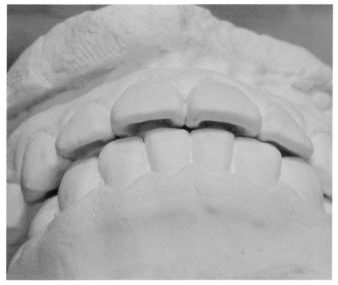

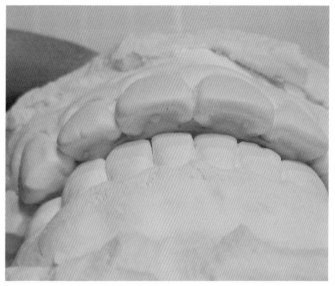

양악수술 교정을 마친 환자이다. 하악 전치가 돌출된데다가
상악 중절치가 유난히 크고 두꺼워서 입술이 잘 다물어지지 않는다고
호소했지만 더 이상 교정을 받을 수 없었다.

우선 하악 전치 치열을 스트리핑과 함께
후방견인시켜 공극을 확보했다.

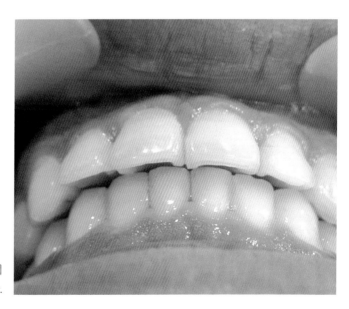

공극을 이용해 상악 중절치를 스트리핑과 함께
후방견인 및 압하이동했다.

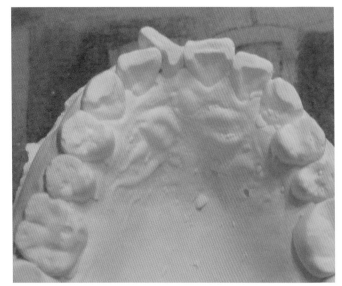

심하게 비뚤어진 채 오랜 기간 이갈이(bruxism)에
마모된 중절치이다.

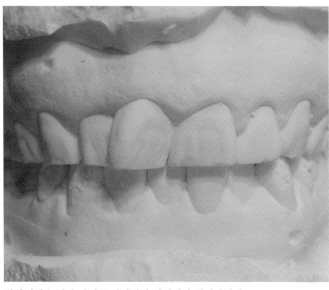

정상배열을 한다 하여도 원시적인 인접면과 비정상적인
절단면 형태 때문에 심미성과 치주 면역성을 기대하기 어렵다.

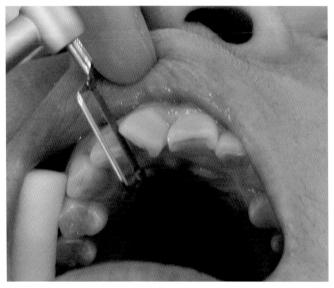

회전(rotation)을 위한 공간을 만들면서
치아형태를 과감히 수정해야 한다.

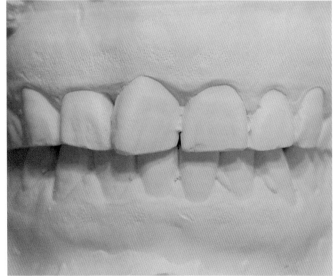

인접 치아는 심미성이 개선되었으나 우측 중절치는
크라운 보철에 의존할 가능성이 크다.

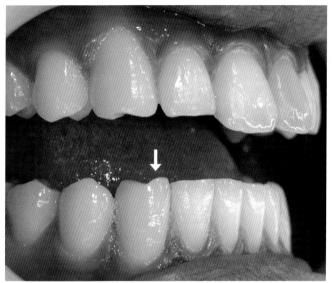

견치 절단면은 비정상적인 마모로 인해
정상배열 후에도 비심미적이다.

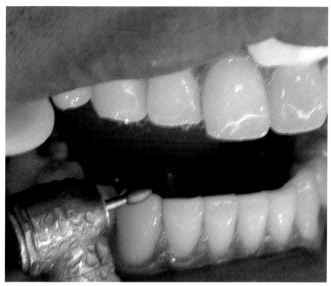

미세입자 다이아몬드 버를 사용하여 절단면을
부드러운 형태로 삭제 성형한다.

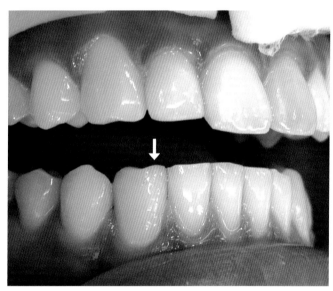

이전보다 자연스럽고 심미적이다.

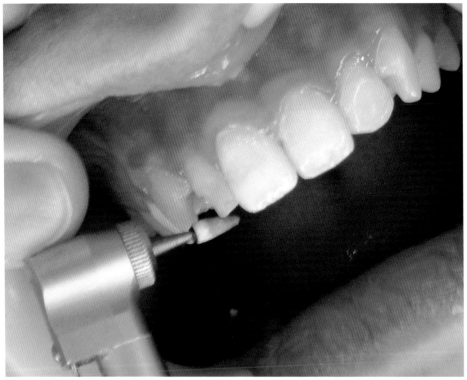

장치의 일부분에 과도한 응력을 발생시키는
날카로운 모서리는 다듬어서 장치파열을 방지한다.

VI
투명교정 갤러리

1 공간폐쇄와 후방견인
Space Closing & Retraction

투명교정 최고의 적응증은 바로 스페이싱이라 할 수 있다. 일단 가장 쉬워 보이니까 투명교정 초심자들이 처녀작으로 시도해보고자 하는 욕구를 불러일으킨다. 스트리핑 같은 다른 시술을 하지 않고도 투명장치를 차례로 끼워주기만 하면 되니까 1회 진료시간도 극히 짧다. 물론 편악만 놓고 볼 경우에는 이 생각이 그리 틀리진 않는다. 그러나 상하악을 함께 놓고 본다면 문제가 만만치 않다. 상악 치열은 하악 치열로 인해 후방견인이 제약을 받으므로 하악 치아들이 얼마만큼 설측으로 들어가느냐에 따라 상악 치열 공간닫기의 완성도가 결정되기 때문이다.

당연히 투명교정은 하악부터 실시하는데, 하악 치열의 설측이동과 공간폐쇄가 동시에 이루어져 상악 치열을 견인할 만큼 적당한 간극을 확보한 다음 상악 치열 교정을 시작한다. 물론 이 시점에서 상하악 전치 간극이 충분해서 상악 치열의 공간을 완전히 닫을 수 있을 것 같으면 하악 교정은 그대로 끝내겠지만 그걸로 불충분한 경우엔 추가적인 간극 확보를 위해 하악 치열에 대한 추가이동과 이를 위한 치간 스트리핑은 불가피하다.

상하악 전치부의 교합상황을 주의 깊게 보면서 하악 치열의 설측이동을 계속 진행해야 하는데, 이때 중심교합과 측방운동 시 조기접촉 요인을 철저히 제거해야만, 즉 교합조정을 해야만 원하는 교정목표에 이를 수 있다.

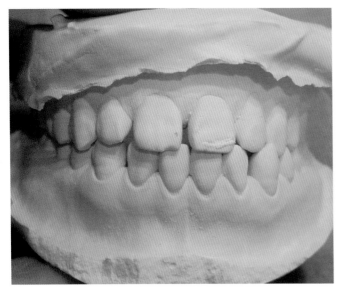

정면 상하악 소생치열.

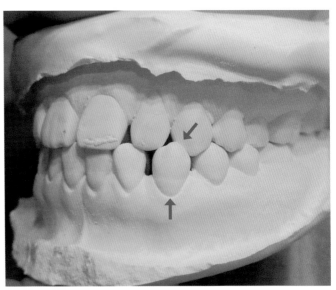

측면 하악 왼쪽 견치는 반대교합으로서 그 주위의 치조골이 순측으로 돌출되어 있다.

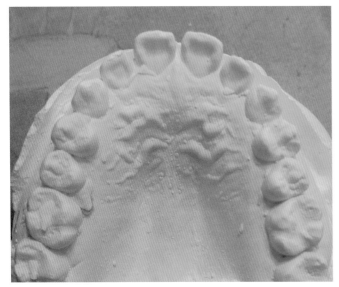

교합면 상악 전치부 소생치열.

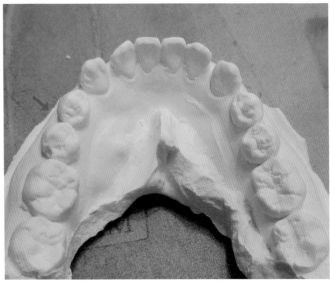

교합면 하악 좌측 소구치 역시 협측으로 돌출되어 있다.

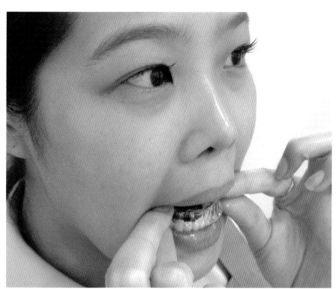

상악 교정에 앞서 하악 치열의 설측견인을 시작한다.

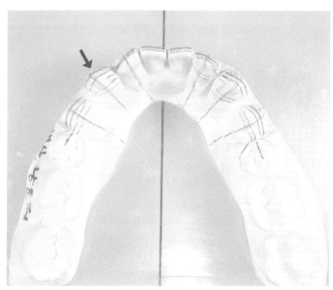

치체이동에 의한 설측견인을 설정하였다.
반대교합 해소를 위한 좌측 견치의 이동설정량이 특히 많다.

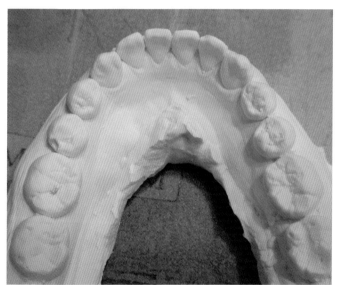

스트리핑 없이 하악 치열의 공간폐쇄를 진행하였다.

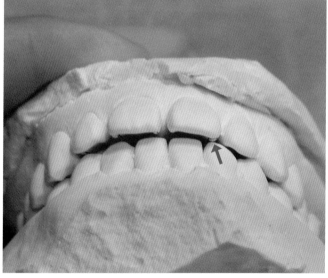

상하악 간 교합을 점검한다. 하악의 후방이동으로 인해
상악 전치 부위와의 간극이 생기고 #33 치아의 반대교합도 해소되었다.
#21 치아의 원심 변연융선은 하악 측절치 절단면에
막혀 있는 상태이다.

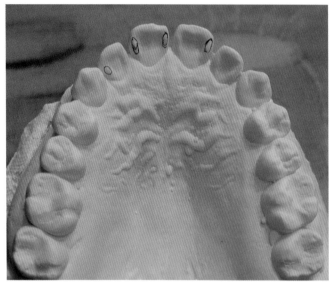

향후 상악 전치 후방견인에 장애가 될 풍융 부위를 체크해본다.

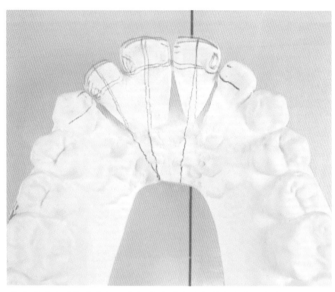

하악 전치의 설측견인과 동시에 상악 전치의 후방견인이 시작된다.

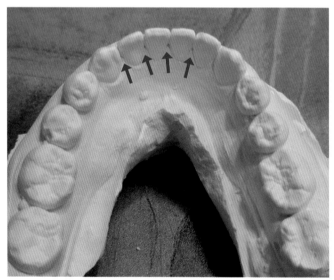

더 이상 남은 공간이 없으므로 치간 삭제 시술과 함께
설측견인을 계속 진행한다.

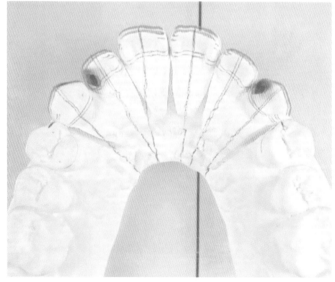

상악 전치 부위의 전반적인 후방이동을 설정하였다.
파란색 표시는 하악 치아와 조기접촉이 예상되는 부위로
새 투명장치 장착 직전에 교합조정을 실시한다.

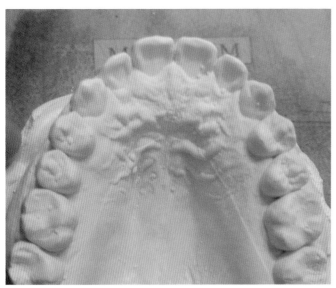

상악 치열의 공간폐쇄.

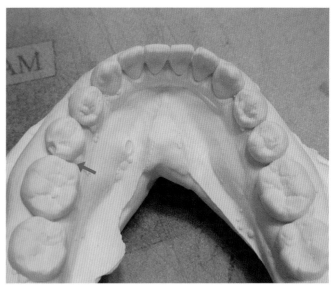

하악 치열의 설측견인이 거의 완료되었다. 후방이동 시 구치부 고정원 손상(anchorage slippage 또는 anchor loss)으로 인해 접촉분리(contact loosening)가 발생하여 식편압입 증상을 호소하였다.

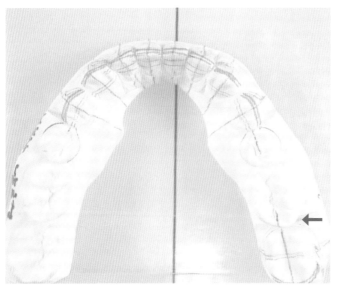

전치부, 소구치부 과잉교정을 시행하고 대구치(#47) 근심 이동설정으로 접촉(contact)상태를 회복시킨다.

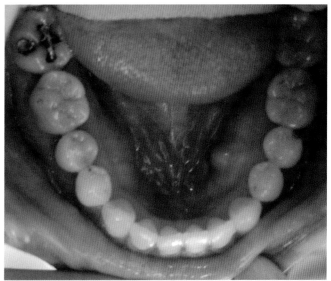

교정을 계속 진행하여 이상적인 하악 치열궁이 형성되었다.

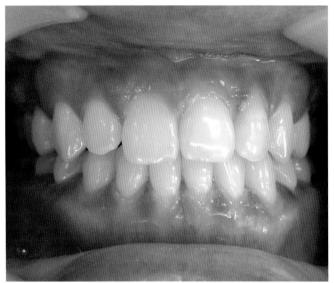

상하악 교정이 완료되었다.

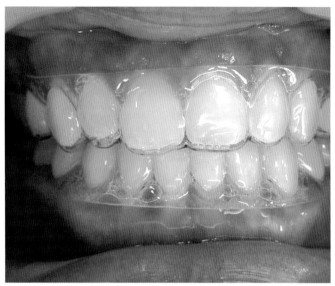

유지장치 제작기간 동안 투명장치는 계속 장착하였다.

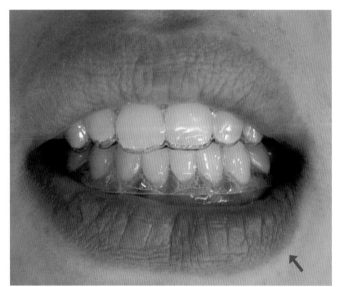

하악 왼쪽 입술이 처졌다. 급격한 설측견인(치체이동)에 의한
치조골 함입이 심한 데 비해 입술 피부, 근육 등 해당 부위 연조직이
미처 따라 들어가지 못해 발생하는 부적응현상이다.

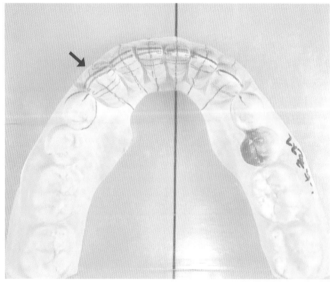

치아이동 설정이 왼쪽 부위에 집중된 것도
왼쪽 입술 연조직 부적응의 큰 원인이 되었다.

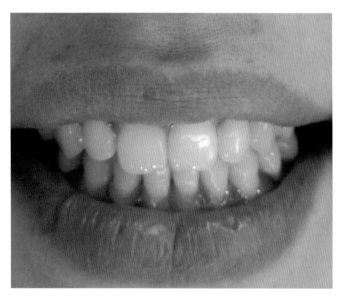

대화, 음식섭취, 표정 등 지속적인 안면근육 활동으로 인해
자연스러운 입술의 회복이 예상된다.

2 공간 만들기와 치아정출
Space Creation & Extrusion

총생(crowding) 치열 치아의 고른 배열은 일단 '틈 내기'(space creation)부터 시작되는데 투명교정에서 공간을 만드는 방법은 크게 네 가지로 나눌 수 있다. 첫째는 외사측(外斜側, oblique lateral) 방향으로 치열을 전반적으로 벌려서 전치 치열궁의 반지름을 확장하는 것이고 둘째는 치간 삭제 후 치열궁 라인을 따라 근원심 방향으로 치아 또는 치열을 움직이는 것이다. 셋째는 앞의 두 가지 방법을 동시에 구사하는 것으로 개별적인 방법에 비해 좀 더 효율적인 공간창출이 가능하다. 마지막으로 총생 부위와 인접한 소구치, 대구치 등 좌우측 구치열을 양외측(兩外側, bilateral) 방향으로 통째로(blocky) 평행이동시켜 필요한 공간을 확보하는 것인데 교합문제가 걸리므로 상하악 동시에 실시한다.

치아회전에 필요한 공간이 만들어지면 이를 최대한 활용하여 비뚤어진 치아들을 바르게 돌리면서 덧니와 같은 이소 맹출(ectopic eruption) 또는 열외(列外) 치아를 치열궁 내로 끌어들인다. 도약이동 또는 회전 도중에 해당 치아의 압하 현상이 발생하면 이를 고무링과 버튼을 사용하여 정출시키고, 치은절제술, 법랑질 성형술 등 다양한 병행치료 술식을 활용하여 최종적으로 심미적인 결과를 얻는다.

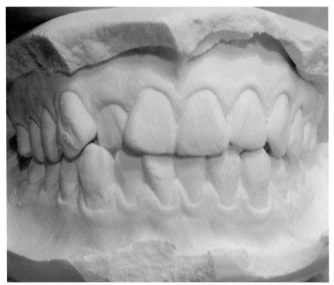

전치부 총생 치열로서 #12 부위에 반대교합이 보이고 상악 중절치와
하악 절치가 역삼각형의 원시적인 형태를 보인다.

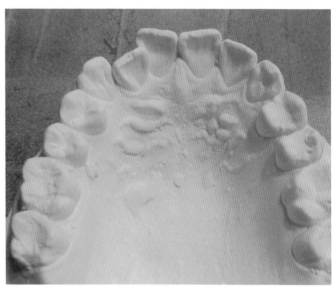

#12이 열외치아로서 그 절단면에 비정상적 마모와
법랑질 손상이 발생된 상태이다.

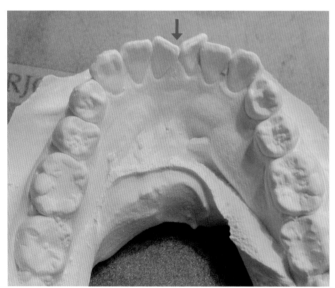

전반적인 공간부족으로서 심하게 비뚤어진
중절치 근심 절단면에 비정상적 마모가 보인다.

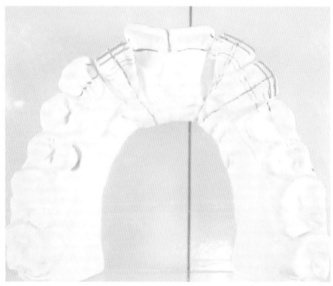

중절치 회전과 정상배열을 위한 공간창출을 시도하고 있다.
#22, #23을 한 묶음으로 외사측(oblique lateral) 방향으로
치체이동이 설정되었다.

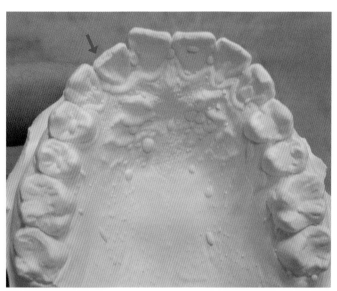

열외치아(#12)의 치열궁 내 이동과 전반적인 배열을 실시하였다.

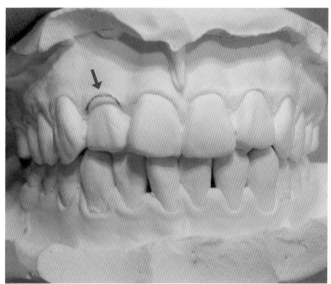

반대교합 상태에서 도약이동한 치아(#12)의 임상치관이
너무 짧아서 비심미적이다. 치은절제술을 계획한다.

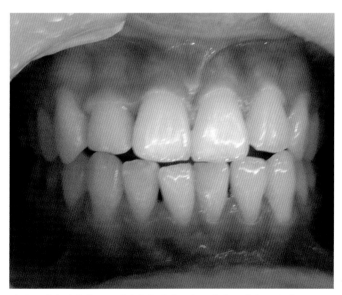

치열궁 내에 정상적으로 배열되긴 하였으나 도약이동 치아(#12)의
순측 치은연이 눈에 띄게 팽융되어 있다.

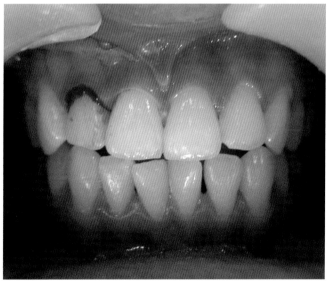

침윤마취 후 인접치아와 대칭치아에 맞추어 치은절제를 시행한다.
시술 시점은 다음 교정장치를 위한 인상채득 직후가 가장 적절하다.

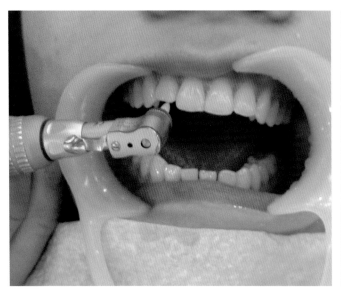

열외에 위치 시 비정상으로 마모되고 손상된 절단면을
정상에 가까운 형태로 다듬어준다. 일종의 법랑질 성형술이다.

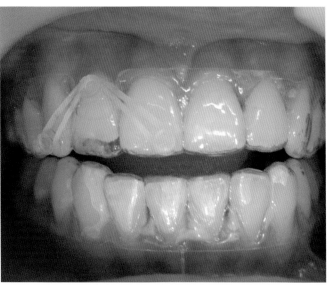

도약과정에서 경사이동(tipping) 성향에 의해 압하가 발생했다.
링과 버튼을 이용하여 정출시킨다.

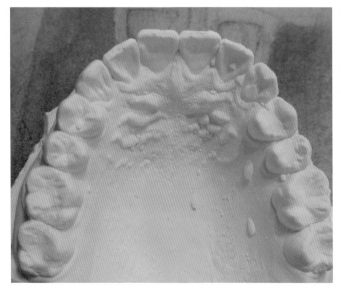

상악 교정이 완료되었다.

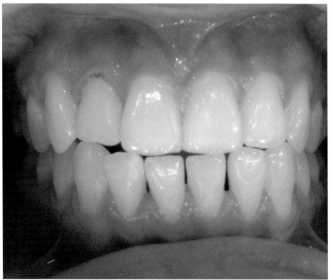

치은 절제 후 부었던 치간 치은이 자연스러워졌고 중절치의
원시적인 역삼각 형태도 스트리핑에 의해 완화되었다.

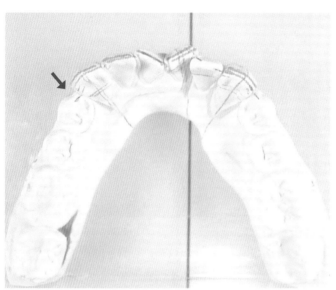

하악 총생 부위의 공간창출은 #33 치아 원심 접촉면을 스트리핑하여
틈을 낸 뒤 4개 치아를 한 묶음으로 외사측 이동과
원심이동을 동시에 설정함으로써 좀 더 효율적이 된다.

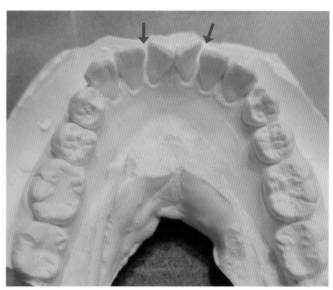

하악 치열의 교정을 위해 회전을 위한 공간이 듬성듬성 만들어졌다.

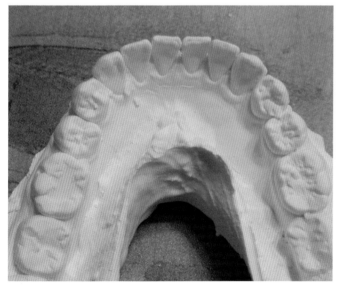

공간 만들기와 회전에 의해 치열궁 배열이 어느 정도 이루어졌다.

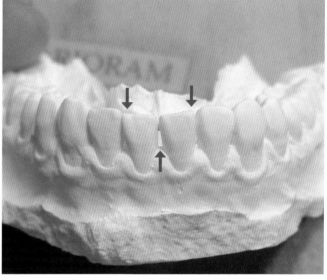

하악 중절치는 회전은 되었지만 절단면의 높이가
인접치아에 비해 낮은 상태이고, 원시적인 인접면 형태로 인한
치은측 치간공간이 과도하게 남아 있다.

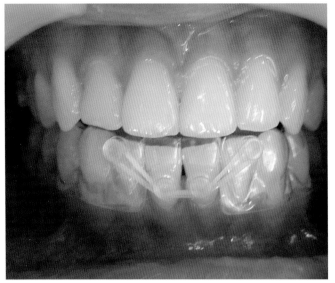

하악 중절치를 정출시킨다.

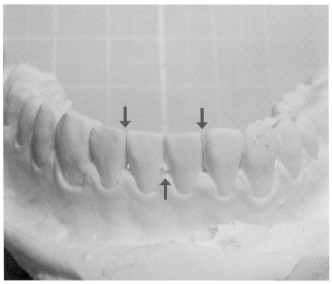

정출에 의해 절단면의 높이가 동일해지고
정중선 인접치면이 좀 더 밀착되었다.

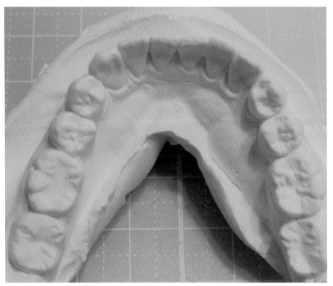

스트리핑과 함께 설측 견인을 실시하여
심미적인 치열궁을 형성하였다.

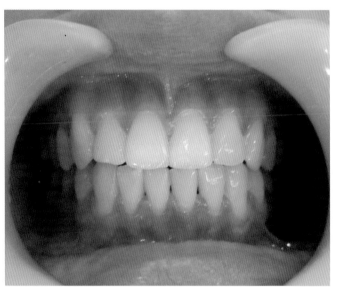

상하악 교정이 완성되었다. 여러 번의 스트리핑과
법랑질 성형술로 치아의 형태수정은 이루어졌으나
약간의 치은측 치간공간은 남아 있다.

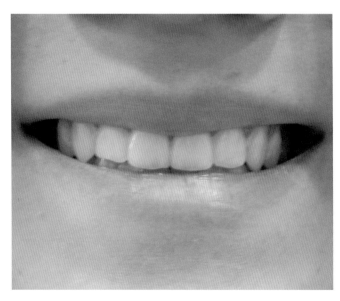

웃는 얼굴에서 자연스러운
치열이 드러난다.

3 근원심 치체이동
Mesiodistal Bodily Movement

투명교정에서 시행하는 이동설정은 어느 방향으로든 치체이동을 기본으로 하는데 그 중에서 가장 힘들고 어려운 것은 근심 또는 원심으로 치아를 평행하게 움직이는 것이다. 치궁 내에 직렬로 이어져 있는 치아를 투명장치로 감싸서 견인하기가 치열구조상 취약하기 때문인데 대개 과잉교정법(over-correction)으로 이 문제를 해결한다. 즉 원하는 위치보다 치경부를 더욱 많이 이동설정함으로써 원하는 만큼 치체이동 효과를 내기도 하고 한 번에 움직일 거리를 두 번에 나눠서 짧은 거리를 연속적으로 움직임으로써 원하는 위치로 이동시키기도 한다.

다음 환자의 경우 선천적으로 결손(congenital missing)된 측절치 대신에 측절치 자리에 맹출한 양측 견치와 함께 상악 중절치를 모두 조금씩 움직여서 원래의 견치 자리에 임플란트 식립공간을 내야 하므로, 장치 상의 이동설정과 동시에 고무링 및 버튼을 이용한 근심 방향의 수평적인 견인력으로 치체이동을 시도하였다. 이후 견치의 측절치화를 위한 라미네이트 베니어 시술, 잔존유치 발거 후 임플란트 식립 등의 병행치료로 환자가 원하는 심미적인 목표에 도달하였다.

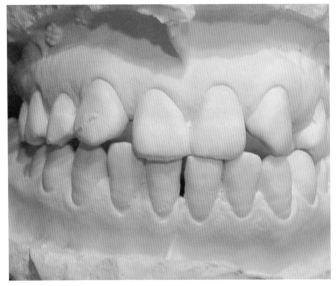

상악 측절치가 선천적으로 결손되었고,
견치가 그 자리에 이소 맹출하였다.

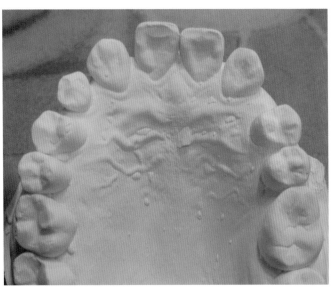

상악 우측 견치(#13) 자리에 유건치가 잔존하고, 좌측 견치(#23) 자리가
협소하다. 견치를 측절치 위치로 완전히 옮겨 라미네이트 베니어로 측절치
형태를 만드는 보철시술과 견치 위치에 임플란트 식립을 계획하였다.

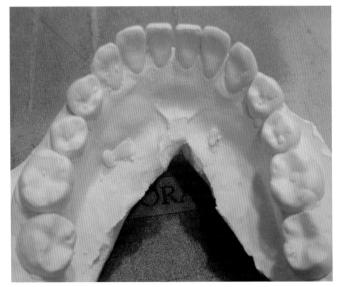

중절치 사이 치아 이개(diastema)와
전치부 소생 소견을 보인다.

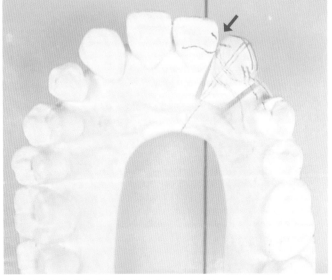

링을 이용하기 전에 좌측 견치(#23)를 근심 방향으로
치체이동하여 중절치에 근접시킨다.

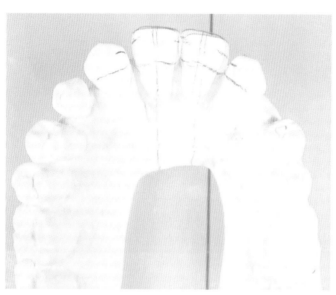

양 중절치(#11, #21)를 장치 상에서
우측 방향으로 치체이동 설정한다.

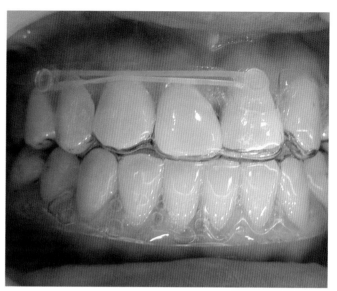

양 중절치를 우측 방향으로 이동설정한 투명장치를
장착하고, 동시에 좌측 중절치 치경부에 버튼을 부착하여
근심 치체이동을 유도하고 있다.

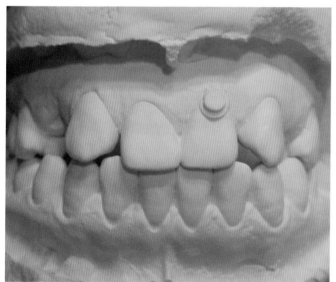

양 중절치가 우측 방향으로 평행이동되었다.

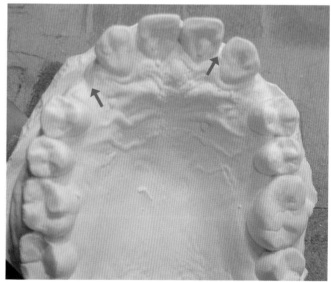

중절치 이동으로 인해 좌측 견치와의 간격이 벌어졌다.
우측 유견치는 임플란트 식립 준비를 위해 우선 발치했다.

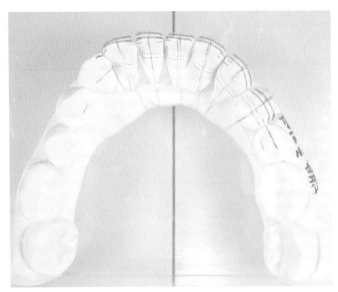

치아이개(diastema)를 폐쇄하기 위해
다수의 치아를 설측 견인한다.

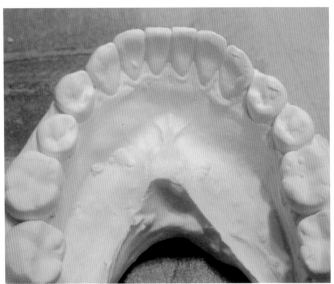

투명장치 2회 장착으로 하악 교정을 완료하였다.

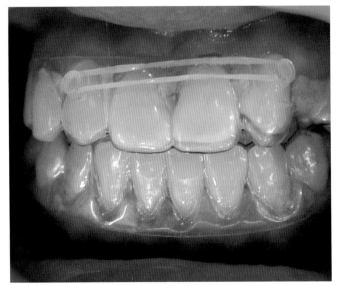

중절치 이동 완료 후 좌측 견치도 근심 방향으로
치체이동을 시행한다.

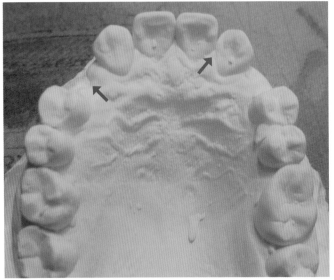

좌측 견치가 근심이동으로 인접 중절치에 밀착되었다.
이 기간 동안 우측 견치(#13) 부위에 임플란트를 식립하였다.

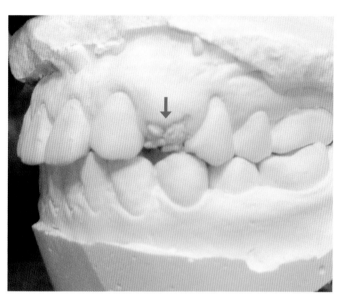

확장된 좌측 견치 자리에도 임플란트를 식립하였다.

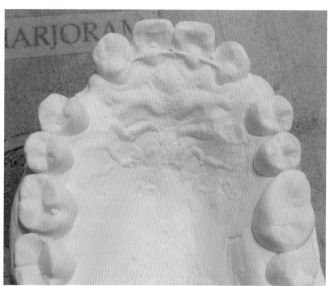

상악 교정이 완료되어 고정성 유지장치를 부착하였다.

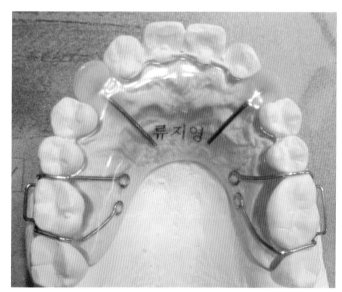

임플란트 골유착 기간 중 중요행사가 있어서
심미적 목적의 장치를 제작 장착해주었다.

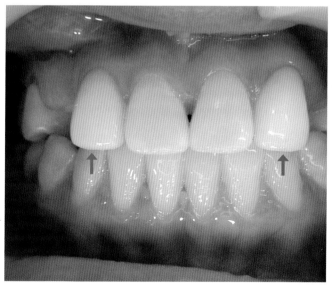

양쪽 견치에 라미네이트 베니어 시술을 하여
측절치 형태로 만들었다.

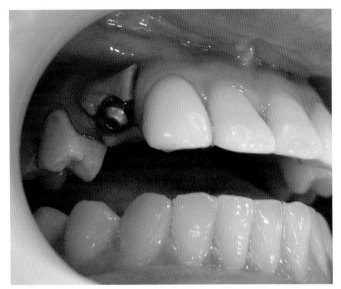

우측 견치 부위에 임플란트 2차 수술을 시행한다.

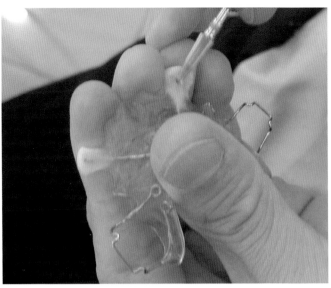

잇몸형성 지대치(healing abutment)가 놓일 자리를
적당히 삭제하여 공극을 부여한다.

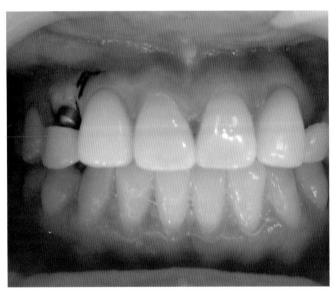

삭제 조정한 심미장치를 장착하였다.

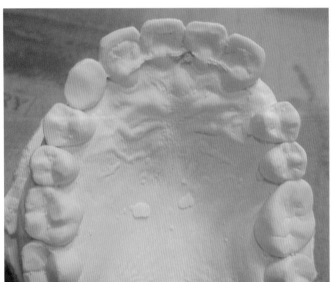

우측 견치 임플란트를 완성 장착하였다.

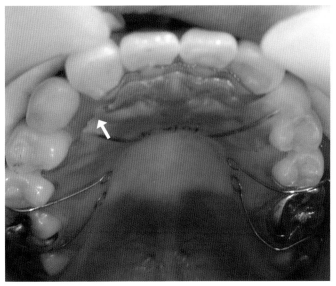

임플란트 완성 부위의 레진치를 제거한 뒤
심미장치를 계속 장착하도록 한다.

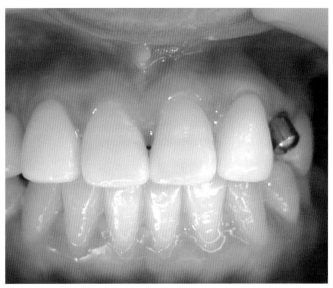

좌측 견치 부위의 임플란트를 노출시킨다.

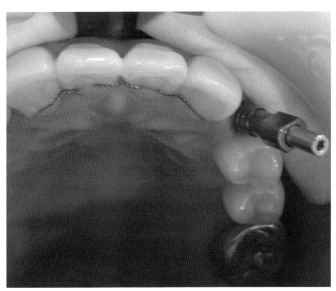

좌측 견치 부위 임플란트 제작을 위한 코핑 인상을 채득한다.

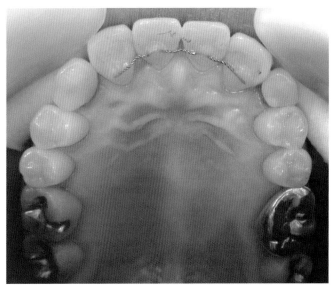

좌측 견치 임플란트를 완성 장착하였다.

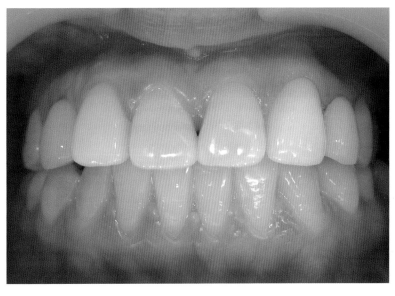

상하악 교정 및 병행치료를 완료하였다.

4 블록 이동과 보철치료
Blocky movement & Prosthesis

투명교정이란 크게 분류하자면 가철성 교정장치를 이용하는 교정이므로 기존의 가철성 장치인 액티브 플레이트와 유사한 기능을 수행할 수 있다. 액티브 플레이트에 내장된 스크류를 정기적으로 돌림으로써 치궁의 일부분을 확장하거나 치열을 통째로 움직이듯이, 투명교정에서도 치열 덩어리째로 이동설정된 투명장치를 이용하여 이와 같은 치열이동이 가능하다. 물론 이것은 대부분 총생 시의 공간창출을 위한 것인데 모형의 정중선(median line)을 잘라서 악궁을 양외측(兩外側, bilateral)으로 넓히기도 하고 절치, 견치 등 전치부를 외사측(外斜側, oblique lateral) 방향으로 벌리거나 소구치 부위만 양외측으로 확장하기도 한다. 어떤 종류의 이동이든 반드시 대합치에 대한 교합관계를 고려해야 하므로 대합 치열 간의 맞물림에 맞춰서 상하악을 동시에 이동설정해야 한다.

기존의 가철성 장치에서처럼 스크류를 환자가 직접 돌리는 고난도의 협조에 의존하지 않고 이동설정된 장치를 그냥 끼우기만 하면 되므로 상하 악궁의 확장 편차로 인한 교합 부조화 문제가 거의 발생하지 않는다.

다음 환자의 경우 교정시술 중에 급성 치수염이 발병하여 근관치료를 병행시술하고 이어서 도재소부금속 크라운 수복도 실시하였다. 상악 중절치의 경우 치아 색상이 매우 비심미적이어서 교정이 거의 끝나갈 무렵에 자연치를 올세라믹 크라운으로 변경하는 보철치료를 추가로 시행하였다.

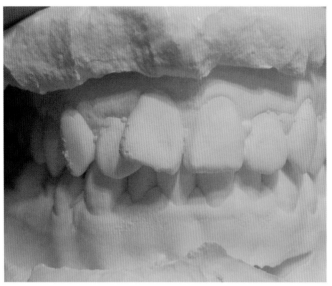

초진 시 정면의 모습으로 비심미적 치열을 보인다.

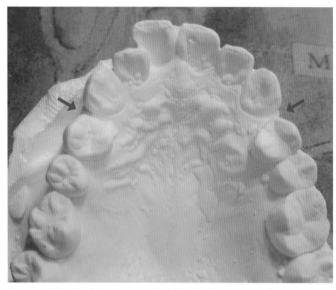

초진 시 상악 교합면의 모습으로 견치 원심에 여유공간이 보인다.

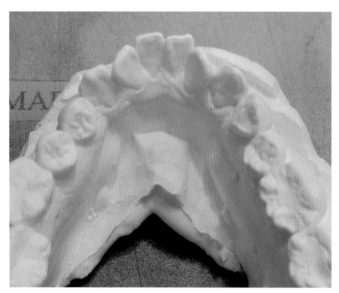

초진 시 하악 교합면의 모습으로 전치부 총생이고
여유공간은 없는 상태이다.

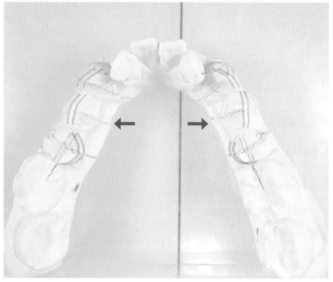

하악전치 부위의 공간부족이 심하므로 좌우측 견치부터
소구치까지 한 덩어리로 하여 양외측으로 벌려준다.

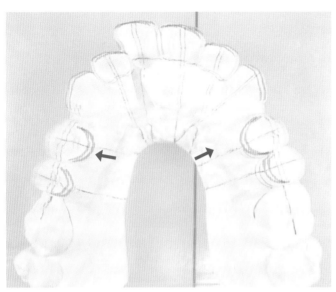

하악 소구치의 양외측 확장에 대하여 상악 치열도 교합을 맞춰야 하므로
총생이 심한 #12, #11 사이를 중심으로 두 덩어리를 만들어 양외측으로 벌린다.

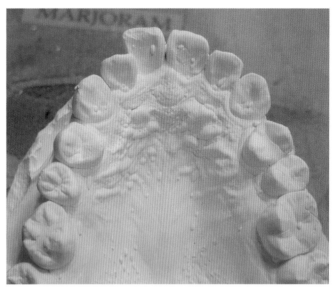

상악의 첫 번째 장치장착 결과이다.

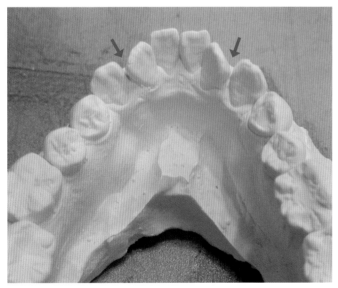

하악의 첫 번째 장치장착 결과 양 측절치 원심에
공간이 만들어졌다.

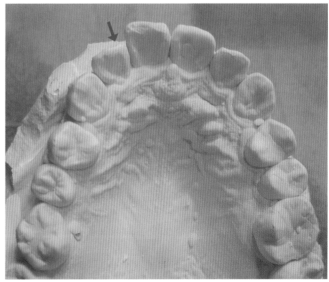

상악의 두 번째 장치장착 결과 우측 절치부위(#11, #12)의
혼잡이 어느 정도 해소되었다.

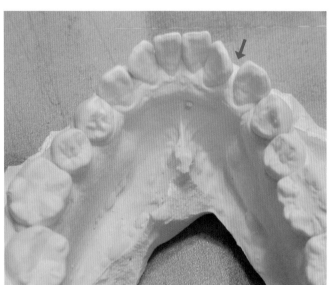

하악의 두 번째 장치장착 결과 우측 측절치(#42) 원심에
추가로 공간이 만들어졌다.

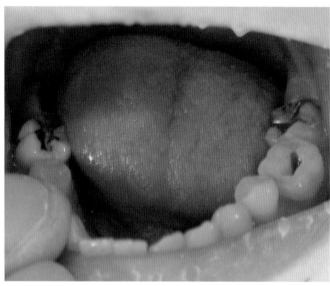

급성 치수염이 발병하여 즉시 근관치료를 시행하였다.
해당 치아에 대하여 근관와동 형성 및 발수를 하고 있다.

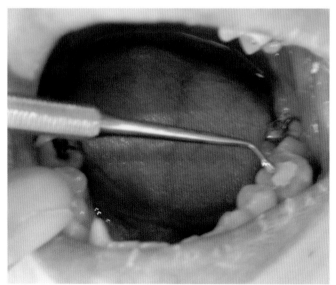

근관와동 폐색(sealing) 시 캐비톤 등 폐색재료를
약간 저충전(underfilling)한다.

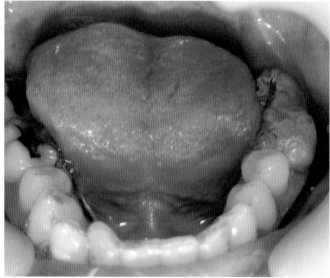

근관치료 시 교합면 삭제(occlusal reduction)로 부피가 줄므로
투명장치 장착에 아무런 장애가 없다.

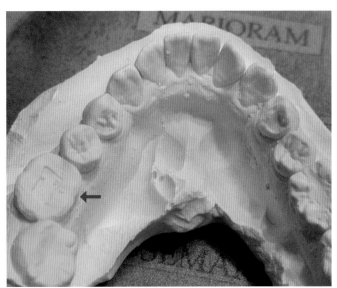

근관치료 도중에도 투명교정 인상채득을 이용한
교정시술을 차질없이 진행한다.

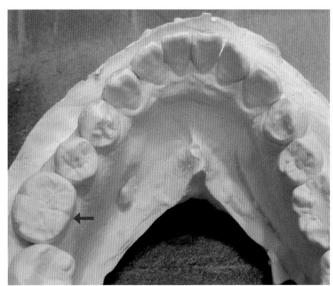

근관치료를 마치고 도재관 합착을 한 직후
다음 장치를 위한 투명교정 인상을 채득했다.

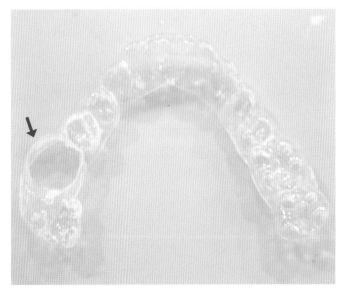

새 크라운 합착 후 이에 맞는 새 투명장치가 만들어지기 전까지
현재 장치의 해당부위에 구멍을 내어 장착에 무리가 없도록 준비한다.

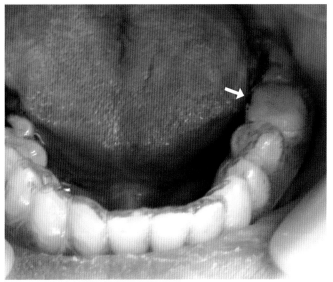

조정된 투명장치를 끼워서 새 보철물 주위에
충분한 여유공간이 부여되었는지 확인한다.

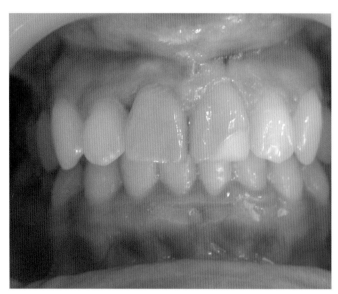

교정이 어느 정도 이루어졌지만 양 중절치의
색깔이 매우 비심미적이다.

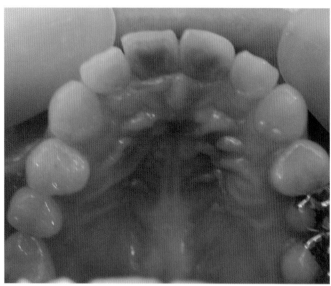

양 중절치의 설측면을 보면 도재 크라운 보철이
불가피해 보인다.

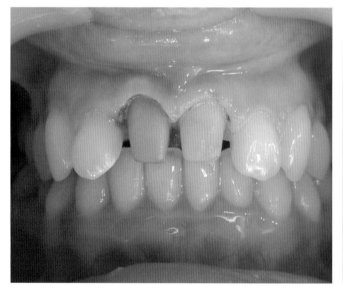

올세라믹 크라운을 위한 지대치 삭제를 실시한다.

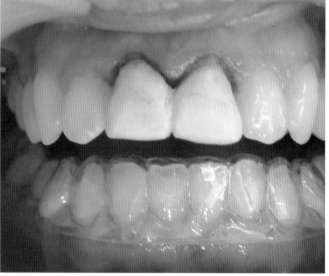

보철 인상채득 후 즉석에서 임시치아를 제작해 장착한다.

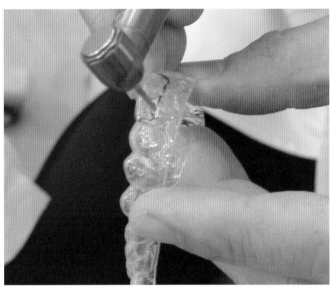

현재 장착 중인 장치에 임시치아가 안착될 공간을 마련한다.

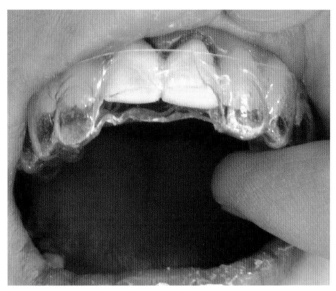

임시치아 위에 투명장치를 장착한다.

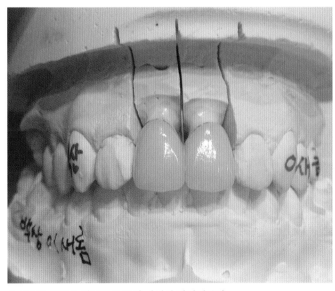

올세라믹 크라운 기공물을 모형 상에서 확인해본다.

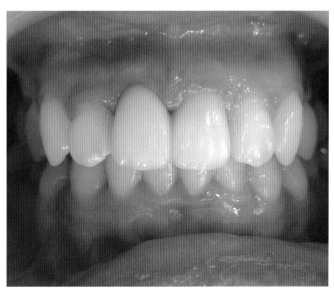

올세라믹 크라운을 합착한다.

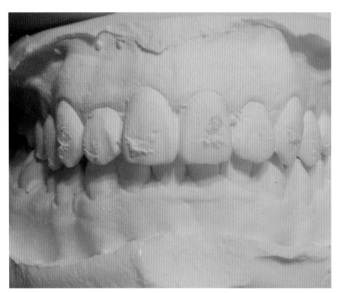

크라운 합착 직후 추가 교정진행을 위해 새 투명장치를 위한
인상을 채득한다.

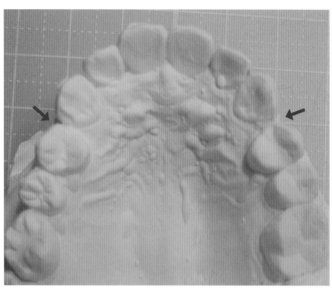

모형 상에서 양측 견치의 원심면에 공간이
남아 있는 것이 보인다.

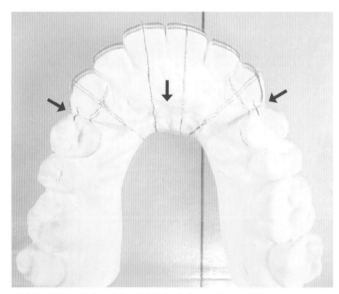

좌우측 견치의 원심공간을 폐쇄하기 위해 6전치를 포함한
치조골 전체를 통째로 후방견인 설정하였다.

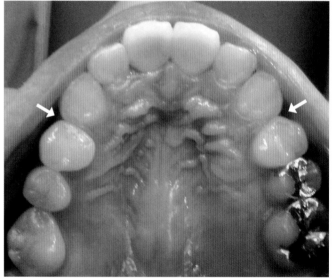

6전치를 한 덩어리로 한 후방견인으로 좌우측 견치의
원심공간이 간단히 폐쇄되었다.

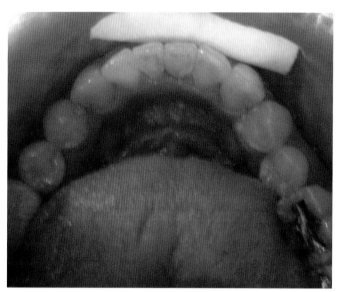

하악이 먼저 마무리되었다.

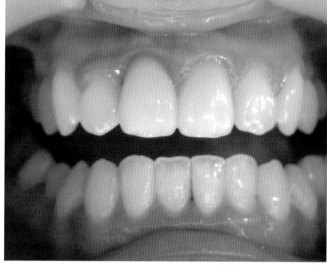

상하악 교정이 완료되었다.

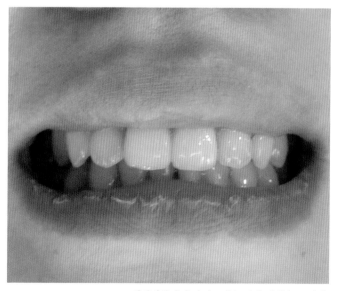

일상생활에서 자연스러운 치아 배열을 보인다.

5 도약이동과 치은절제술
Jumping & Gingivectomy

상악 측절치, 특히 우측 측절치의 구개측 이소맹출(palatal ectopic eruption)은 비교적 흔한 증례인데 대체로 좁은 공간을 두고 견치와 경쟁적인 관계에서 이 치아가 밀려난 것이 아닌가 생각된다. 이 경우 원래 측절치가 맹출해야 될 공간이 비어 있고 인접한 치아들이 그 자리로 밀려들어오게 된다. 결국 정중선(median line)이 빈 공간 방향으로 틀어지고 측절치와 견치, 중절치의 인접면은 자연적인 마모가 이루어지지 않아서 지나치게 풍융한 원시적 형태를 띤다.

다음 환자는 소구치 비발치 케이스로 간주하여 전치부 외사측 확장과 치간 스트리핑 등의 방법으로 문제의 측절치를 정상배열하기 위한 공간을 만든다. 비좁았던 공간을 어느 정도 넓혔으면 측절치와 인접치들의 풍융한 인접면을 적절한 기구로 성형해서 근원심 폭경을 대칭치아와 동일하게 축소시키면서 측절치를 서서히 순측 방향으로 움직이기 시작한다. 이때 하악의 대합치가 이러한 이동을 가로막는데 마치 육상선수가 장애물을 뛰어넘듯이 도약을 해야만 목표로 하는 순측이동이 가능하다.

이런 도약이동 전후에는 필연적으로 원활한 교합에 장애가 일어나는데 환자의 턱관절에 문제가 생기지 않도록 도약은 가능한 한 신속히 이루어져야 한다. 즉 측절치 도약의 결정적 순간을 위해 제작되는 투명장치는 이동거리 1.0mm 정도로서 치아 이동량이 충분하도록 설정되어야 한다. 또한 이러한 급격한 순측이동으로 인해 이동방향의 치은이 비정상적으로 풍융해져서 측절치의 임상치관이 짧아지고 비심미적 형태를 띠게 되므로, 교정이 완료될 무렵에 치은절제술을 시행한다.

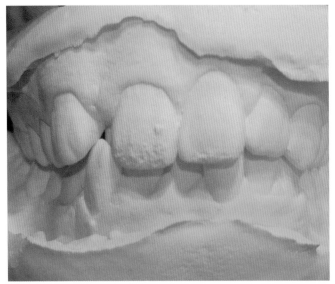

상악 우측 측절치(#12)가 있어야 할 공간으로
중절치가 원심 편중되어 있다.

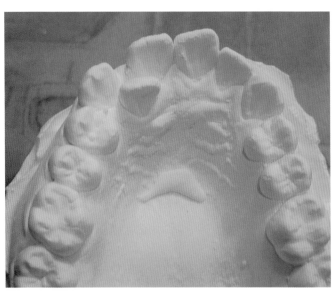

상악교합면의 모습으로 측절치가 구개측으로
이소맹출된 상태이다.

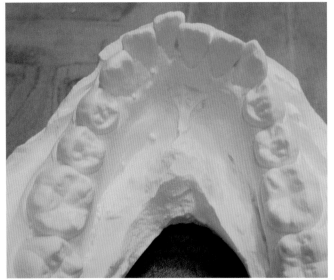

하악교합면의 모습으로 전치부 총생이 관찰된다.

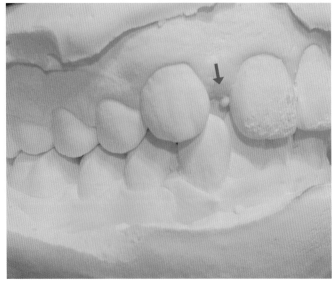

가장 주목해야 할 #12 치아 배열예정 공간에
초점을 맞추어 사진으로 기록해둔다.

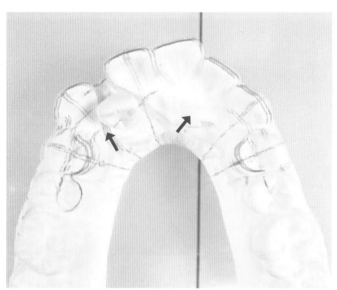

상악 우측 측절치가 나갈 공간을 만들기 위해
양쪽 치열을 통째로 외사측 방향으로 이동설정한다.

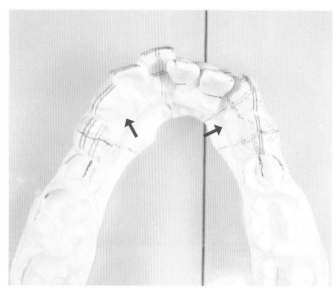

설측으로 편향된 우측 전치가 움직일 수 있는 공간을 내기 위해
양쪽 치열을 통째로 외사측 방향으로 이동설정한다.

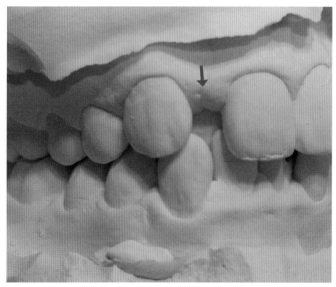

장치 1회 장착으로 측절치 공간이
확연히 커짐을 볼 수 있다.

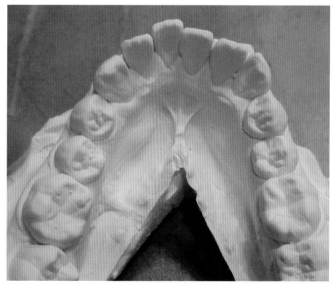

장치 1회 장착으로 하악 중절치 배열공간이
조금씩 확보되고 있다.

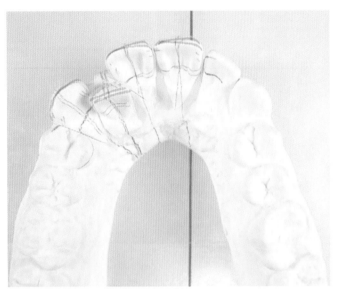

치간 스트리핑으로 생긴 공간을 이용하여 인접한 치아들을
좌우로 밀면서 측절치 순측이동을 시작한다.

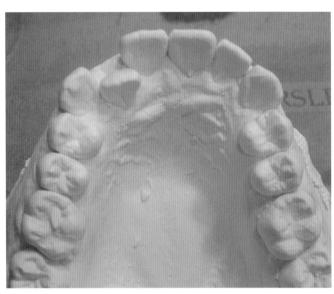

측절치가 배열될 공간이 어느 정도 마련되고 있다.

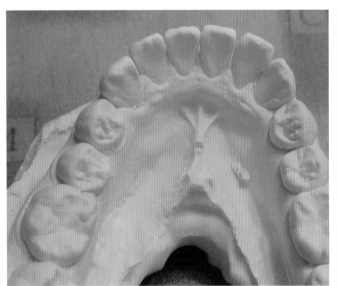

하악 전치의 배열도 순조롭게 이루어지고 있다.

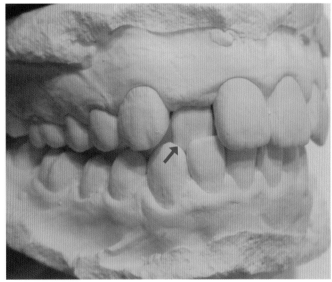

하악 치아가 장애물처럼 상악 측절치의
순측이동을 가로막고 있다.

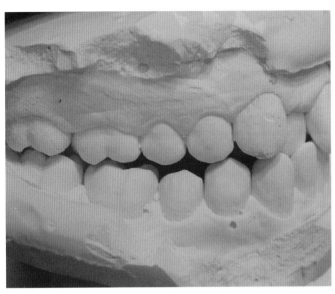

측절치 도약 직전에는 구치부의 교합이 불안정해지므로
장기화될 경우 턱관절 장애가 우려된다.

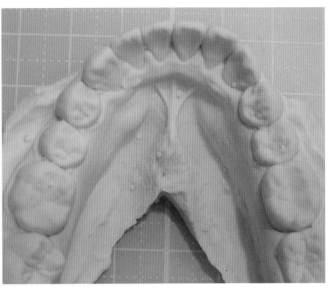

하악 교정이 먼저 완료되었다.

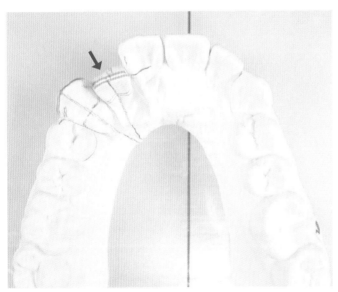

측절치가 대합치(장애물)를 넘어 도약하는 순간에는
치아이동 설정량을 약 1.0mm 정도로 크게 한다.

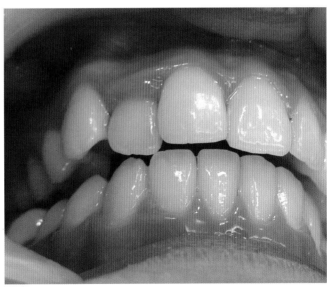

투명장치 장착으로 도약에는 성공하였으나
비정상적인 교합상태는 당분간 지속된다.

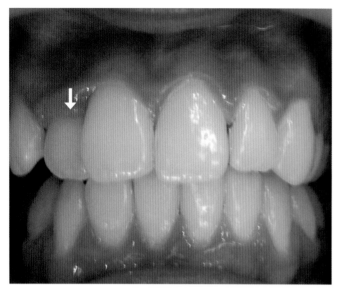

측절치의 순측도약은 이루어졌으나 급속한 이동으로 인해
치은이 풍융해져서 인접치아에 비해 임상치관이 매우 짧고 비심미적이다.

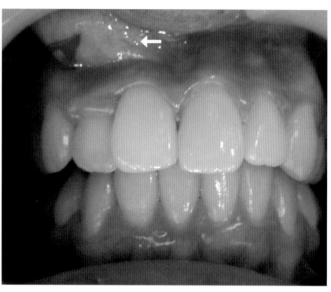

치은절제술을 시행하기 위해 침윤마취를 한다.

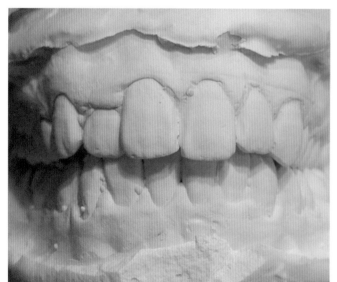

절제술 직전에 다음 장치의 제작을 위한
인상을 미리 떠놓는다.

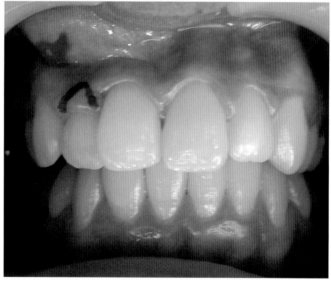

절제할 치은의 윤곽을 미리 표시해두면
심미적인 시술에 도움이 된다.

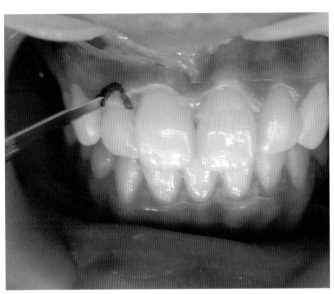

예리한 블레이드(#15)로 치은절제술을 시행한다.

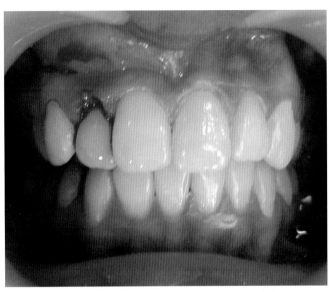

치은절제 시술이 완료되었다. 환자에게 항생제를 투약하고
장치는 완전히 지혈되었을 때 장착하도록 지시한다.

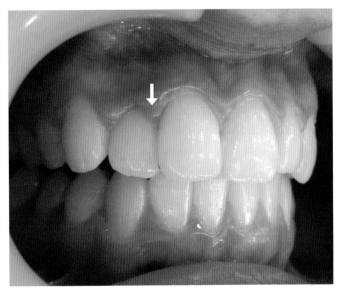

치은 절제 1주일 후의 모습이다.
치간 치은에 부종이 뚜렷하고 자연스럽지 않다.

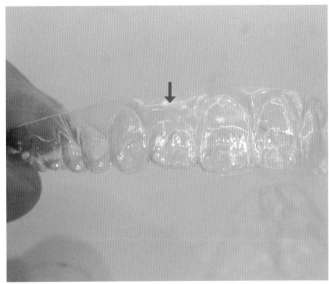

치은 절제시술을 하기 직전에 채득해놓은 인상으로 제작한 투명장치이다.
장치의 치은형태는 장착 시의 치은과 다르지만
이것을 장착하거나 교정기능을 발휘하는 데 문제가 없다.

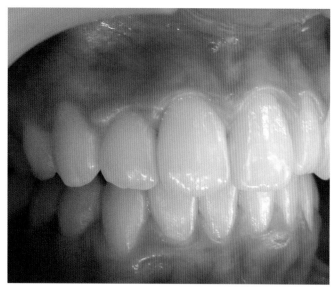

치은절제 3주 후의 모습으로 치은의 형태가 조금씩 안정되고 있다.
장치의 추가장착으로 인해 측절치의 순측이동이
거의 완성되고 구치부 교합도 정상화되었다.

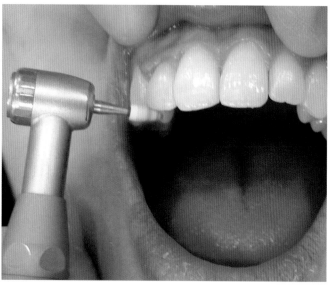

이소맹출된 치아의 특성상 절단면 형태가 비정상적으로 훼손되어 있다.
이 부위를 약간 다듬어서 심미성을 부여한다.

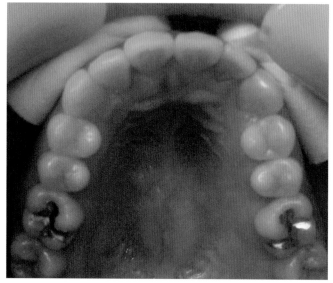

상악 교정이 완료되었다.

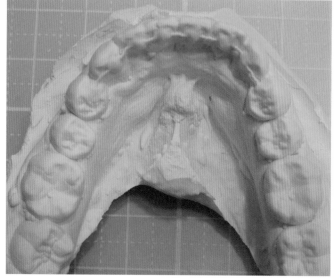

하악 교정은 오래 전에 완료된 상태로
상악 교정이 진행되는 동안 대합치로 계속 사용되었다.

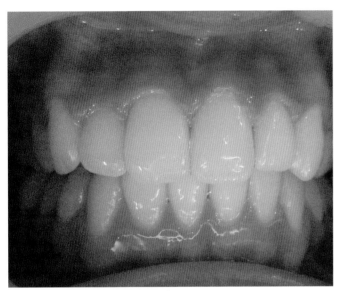 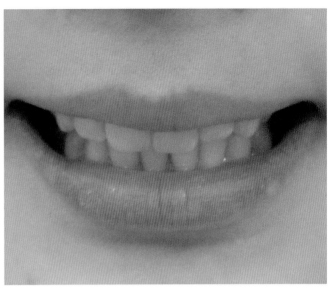

상하악 교정이 완성되었다.
치은절제술의 흔적이 보이지 않고 치아의 형태도 자연스럽다.

자연스러운 절단 라인이 형성되었다.

6 치간삭제와 후방견인
Stripping & Retraction

기존의 교정은 치아 하나하나의 형태를 과감히 수정하는 것을 교정의 역할 중 하나로 받아들이기보다는 치아를 정상적인 치열궁에 가지런히 배열하는 것만으로 교정의 범위를 한정하고자 하는 경향이 있다. 그러나 구강 내의 모든 문제를 종합적으로 접근하려는 일반 치의들은 이런 교정 전문의의 제한된 관점으로부터 과감히 탈피할 필요가 있다. 더욱이 이제는 교정 전문가가 일방적으로 판단한 환자의 필요(needs)만 해결해주는 소극적 치료에서 더 나아가 환자의 예민한 욕구(wants)까지도 충족시키려는 적극적 배려가 절실한 시대이다. 투명교정 임상가는 기존의 교정과는 확연히 다른 치아이동 시스템을 십분 활용하여 환자 스스로의 관점에서 제기한 다양한 문제들을 적극적으로 해결해야만 할 것이다.

다음 환자는 양악수술 및 교정을 마쳤음에도 불구하고 전치부가 상당히 돌출되어 있고 상악 중절치의 크기가 인접치에 비해 불균형적으로 거대하여 환자 자신이 비심미적이라 느끼고 있었다. 뿐만 아니라 입술이 평소에 잘 다물어지지 않는 불편함마저 호소하고 있었다. '발치하지 않고도 더 이상 후방이동이 가능한가?' 기존의 교정적 관점에서는 어찌할 수 없는 상황이었다. 반면에 투명교정에서는 상악 전치의 후방견인을 막고 있는 하악 전치를 스트리핑과 함께 미리 후방이동시킨 다음, 법랑질 성형술의 일환으로 스트리핑을 실시하여 거대한 상악 중절치의 크기를 축소시킴과 동시에 후방견인이 가능하다. 이로써 환자의 소원대로 상하악 추가교정을 이룰 수 있다.

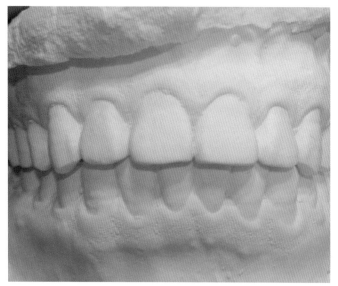

상악 중절치가 매우 크고 전치부가 전방 돌출되어 있다.

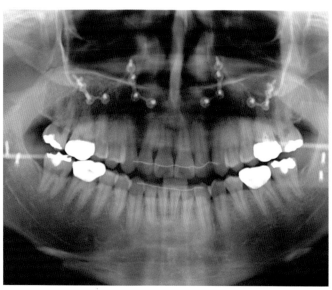

상하악 양악수술과 교정이 완료된 상태로
더 이상의 치료는 불필요하다며 거부된 상태였다.

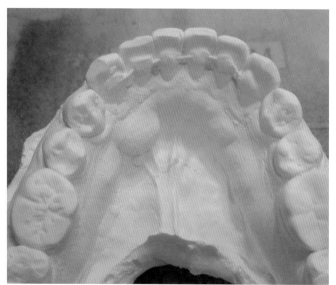

교합면에서 본 하악 전치부가 전반적으로
불규칙하게 순측으로 돌출되어 있다.

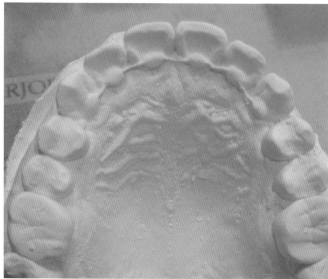

상악 전치도 하악에 맞춰서 돌출된 상태이다.

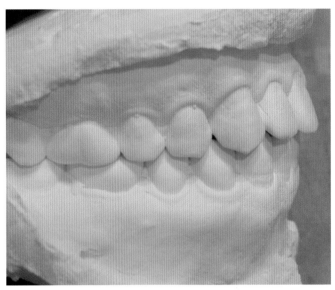

측면에서도 전치 돌출상태가 관찰된다.

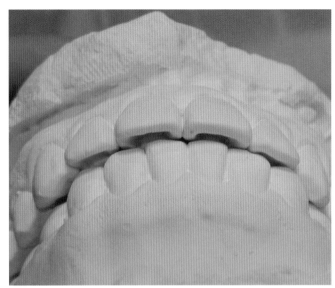

치아형태학적으로도 상악 중절치의 절단면과 변연융선이
지나치게 두껍고 풍융해서 돌출상태를 스스로 가중시키고 있다.

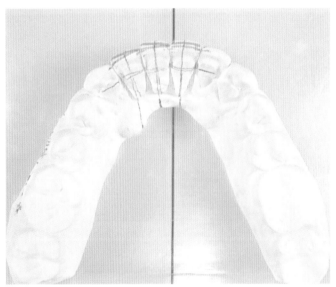

상악을 움직이기 전에 하악 전치를
스트리핑과 함께 설측견인시킨다.

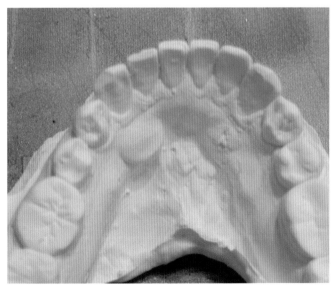

스트리핑 시술 후 첫 번째 장치를 장착한 결과이다.

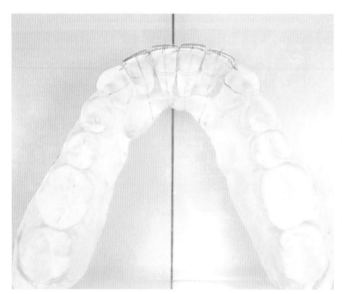

하악 전치에 대해 두 번째로 설측이동을 설정하였다.

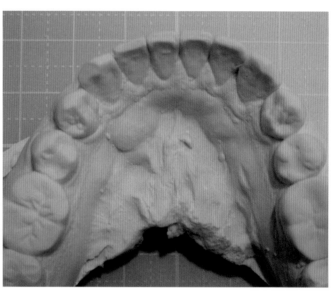

스트리핑 시술 후 두 번째 장치를 장착한 결과이다.

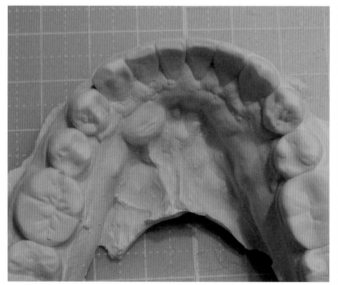

6전치 설측견인이 완료되었다.

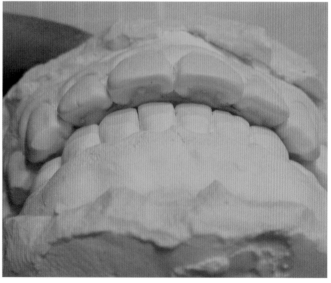

하악 전치의 후방이동으로 인해 상악 전치와의 공극(clearance)이
넉넉히 확보되어 상악의 후방견인이 가능해졌다.

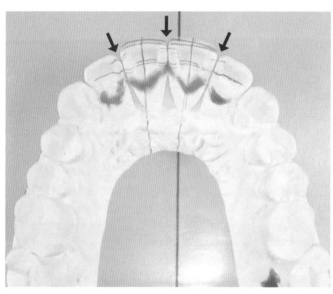

상악 중절치 위주의 스트리핑으로 치아 크기를 축소시킴과 동시에 후방이동
설정을 시작하였다. 후방견인은 항상 치체 및 압하이동 방식을 사용한다.

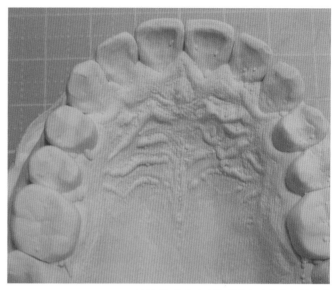

상악 첫 번째 장치를 장착한 결과이다. 환자가
씹는 운동(chewing exercise)을 충실히 수행하여 압하도 수반되었다.

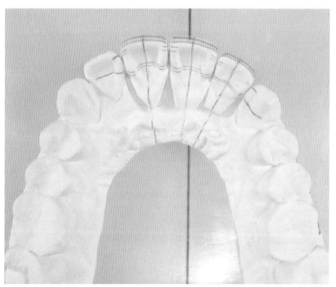

상악 중절치 위주의 스트리핑과 함께
연이어서 전치부 후방이동을 설정하였다.

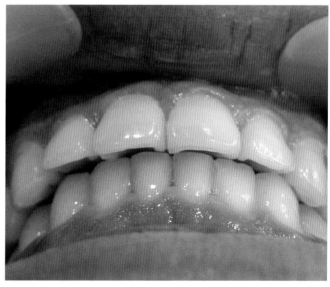

두 번째 장치장착 결과 공극이 거의 없어졌다.

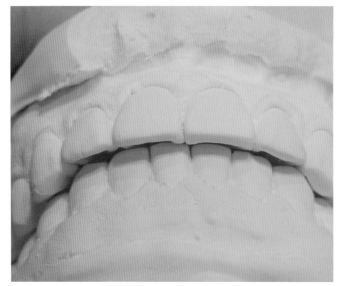

더 이상 상악 전치의 후방이동이 불가하므로 다음 장착 시
변연융선 교합조정을 계획하고 장치제작용 인상을 채득한다.

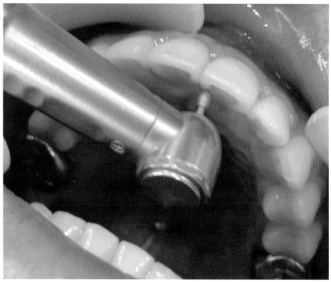

기공소와 사전 협의한 대로 하악 전치 절단면과
맞닿는 풍융한 변연융선의 표면을 삭제한 후 장치를 장착한다.

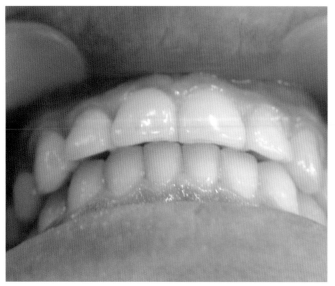

장치장착 후 상악 전치가 더욱
후방으로 밀착하였다.

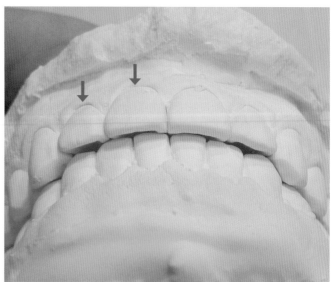

지속적인 스트리핑 시술에 의해 상악 중절치의 크기도 측절치와
적당한 조화를 보이고 있다.

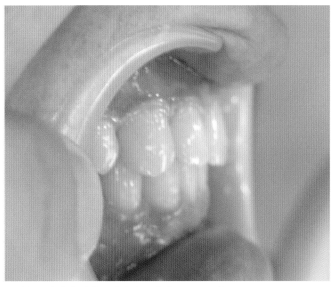

상하악 후방견인 결과 측면에서도 전치부 돌출도가
정상적인 상태를 보이고 있다.

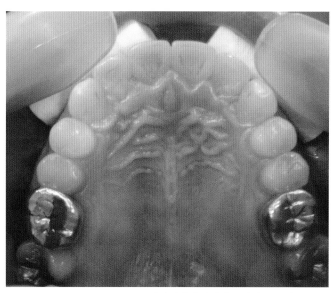

상악치열이 완벽한 U라인을 보이고 있다.

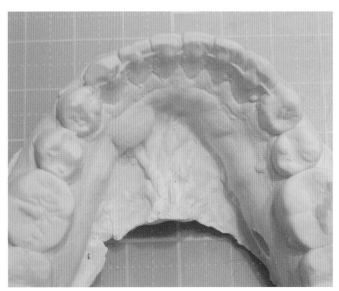

하악은 미리 완료되어 유지장치가 부착된 상태이다.

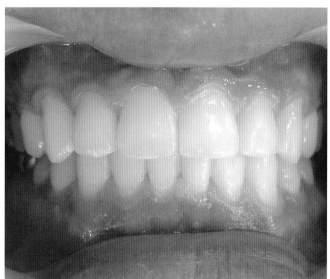

상하악 교정이 완료되었다. 상악 중절치가 눈에 띄게 작고 예뻐졌다.

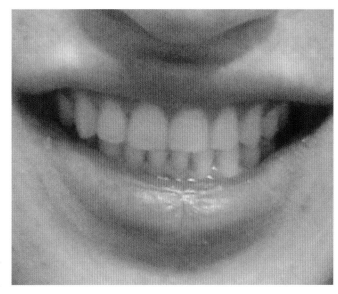

입 전체에서도 중절치의 크기가
작게 느껴진다.

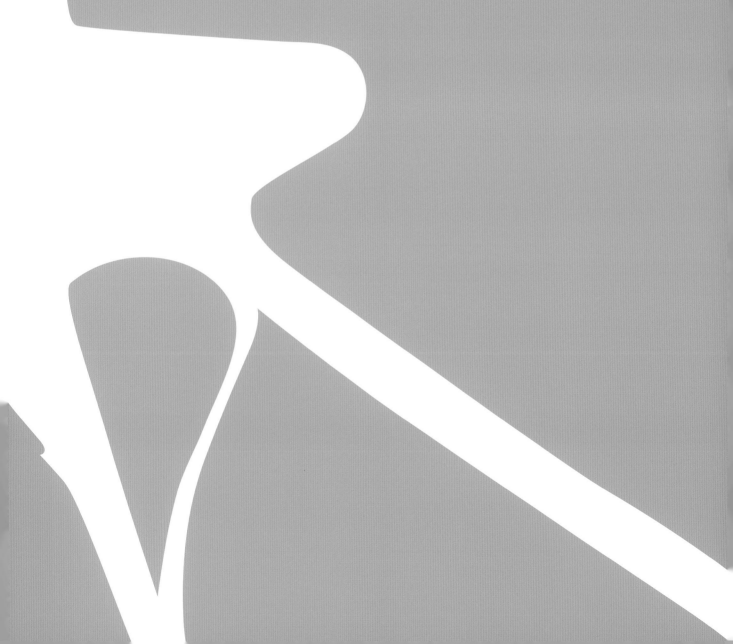

부록

투명교정 Q & A
교정장치의 올바른 사용법

투명교정 Q & A

* 2011년 『세미나리뷰』와의 인터뷰

Q 투명교정 장치에 대해 간략한 설명을 부탁드립니다.

A 원하는 치열 상태를 향해서 움직인 형상으로 제작되어 치열궁에 장착하면 치아가 서서히 따라 움직이게 되어 교정을 가능하게 하는 가철성 교정장치입니다. 전통적으로 포지셔너(positioner)에 그 아이디어의 기원을 두고 있으며, 에식스(essix) 장치를 거쳐 투명하고 탄성 있는 재질로 발전하여 현재에 이르게 되었습니다.

Q 투명교정 장치에 관심을 가지게 된 사연은 무엇입니까?

A 저는 개원하면서 처음에는 틀니(denture) 시술에 치중하였고, 그 다음은 임플란트에 몰입하느라 교정은 아예 포기했습니다. 하지만 치아를 움직이는 시술을 하지 않고는 올바른 진료에 도달할 수 없을 뿐 아니라 원활한 치과운영에도 무리가 따름을 절감했습니다. 그렇다고 기존의 교정은 적성에 맞지도 않을 뿐 아니라 제가 해오던 치료와는 너무 이질적인 느낌이 들어서 망설이고 있던 차에 제 체질에 꼭 맞는 새로운 교정을 알게 된 것입니다.

Q 투명교정 장치의 제작은 어떤 단계를 거치게 되는지 간략한 소개 부탁드립니다.

A 알지네이트 인상재로 환자의 구강을 인기하여 석고모형을 도출하면 기공소에서 이 원 모형을 가지고 컴퓨터 얼라이닝 프로그램을 이용해서 치아이동 설정을 하고, 이렇게 정교하게 설정된 모형에 대고 투명재료를 찍어내어 완성합니다. 현재 두 가지 재료로 만들어지는데 얇은 '소프트' 장치와 두꺼운 '하드' 장치가 있습니다.

Q 실제로 교정을 전공하지 않은 일반 치과의사들도 쉽게 할 수 있습니까? 하시면서 시행착오를 겪은 적도 있을 텐데 환자들을 시술할 때 어떤 점이 어려웠으며 이를 어떻게 해결하셨는지 실제 예를 들어 설명 부탁드립니다.

A 투명교정은 전통적인 교정과 패러다임이 완전히 다릅니다. 보철치료의 대부분을 기공소에 맡기듯이, 투명교정 치료의 대부분은 교정기공소에서 대행합니다. 이것이 일반 치과의사들의 진료 프레임과 일치하는 점입니다. 교정시술의 대부분을 아웃소싱함으로써 교정문제를 나름대로 해결하면서도, 치과운영에서 더 비중 높은 보철이나 외과진료의 리듬을 흐트러뜨리지 않는 것이죠. 투명교정은 역사가 짧기 때문에 역량 있는 기공소조차도 난생 처음 접하는 케이스에 부딪힐 때가 많죠. 교정 막바지에 생각대로 치아가 움직이지 않아서 결국 보철적, 보존적 방법으로 해결한 경우가 더러 있습니다.

Q 의사마다 개인차가 있겠지만 숙달될 때까지 걸리는 기간은 어느 정도입니까?

A 교정기공소에 무조건 맡기기보다 깊이 생각하면서 연구하는 마음으로 케이스를 다루다보면 좀 더 빨리 숙달되지 않을까 생각합니다. 대략 1년 정도 부지런히 하면 무리 없이 시술할 수 있지 않을까요?

Q 일반 브라켓 교정 장치와 비교해 투명교정 장치의 장점과 단점은 무엇입니까?

A 기존 브라켓 교정은 위생적으로 심각한 문제가 있습니다. 치면부착장치는 그 자체로서 거대한 박테리아 서식지입니다. 게다가 브라켓을 제거한 치면에 병리적인 흔적을 남기기도 합니다. 투명교정은 이런 문제가 없습니다. 또한 교정속도 역시 기존 교정속도보다 두 배 정도 빠릅니다. 심미적으로 탁월하다는 점도 빼놓을 수 없습니다. 투명하니까 남들이 잘 모르고 사회생활을 하는 데 지장이 없죠. 중요한 사진촬영을 할 때는 빼놓으면 됩니다. 투명교정의 단점이라면 비교적 넓은 발치공간은 폐쇄하기가 힘들고 심각한 부정교합, 골격성 문제 등을 해결하지 못한다는 것입니다. 일반교정이 남성적이라면 투명교정은 여성적이라고 표현하고 싶습니다.

Q 일반 브라켓 장치에 비해 부작용은 없는지요?

A 상하악 장치를 함께 너무 오랜 시간 장착했을 경우 일시적으로 턱관절 장애와 두통 증상이 나타날 수 있습니다. 하루 평균 장착시간을 줄이거나 잠시 장착을 중단하면 회복됩니다.

Q 시술을 하면서 많은 환자들을 봐오셨습니다. 환자들의 소감은 어떻습니까?

A 처음엔 이게 뭔가 어리둥절해하지만 자신의 치열이 예쁘게 변해가는 순간 의욕적인 환자로 바뀝니다. 대부분 결과에 만족해합니다.

Q 투명교정 장치에서 앞으로 보완되거나 더욱 연구될 사항은 무엇입니까?

A 치아회전의 효율성을 더 향상시켜야 합니다. 또한 발치된 공간의 폐쇄를 위한 근원심 치체이동의 방법론에도 많은 연구가 필요합니다.

Q 원장님의 향후 계획과 투명교정 장치를 이용해보고자 하는 개원의들에게 조언이나 해주고 싶은 말씀은 무엇입니까?

A 이제 어느 한 사람이 지식이나 경험을 독차지하는 시대는 가고 있습니다. 많은 전문가들이 참여하고, 개방하고, 공유하는 가운데 그 분야가 더욱 발전하고 영향력이 커가는 사회적 네트워크 시대입니다. 저는 이러한 '위키돈티아'(wikidontia)를 꽃피우기 위해 저의 작은 지식과 경험을 계속 글로 옮겨 하나의 거대한 콘텐츠를 형성하는 데 기여하고 싶습니다. 세간에는 과학적으로 불가능한 방법을 외국의 첨단기술로 포장하여 개원의들을 현혹하는 상황이 연출되고 있습니다. 제 임상경험에 비춰봤을 때 치과의사의 매순간의 고뇌와 피땀어린 손길 없이 저절로 치료될 수 있는 환자는 거의 없습니다. 임상가는 환자 앞에서 항상 깨어 있어야 합니다.

교정장치의 올바른 사용법

투명교정이란?

투명한 교정장치를 순서대로 장착함으로써 치아를 원하는 자리로 움직이는 신개념의 교정으로서 기존의 교정시술에 비해 다음과 같은 장점이 있습니다.

- 장치가 투명하므로 눈에 잘 띄지 않아 매우 심미적이다.
- 교정기간이 비교적 짧다. 대부분 3개월에서 1년 정도면 시술이 끝난다.
- 구강 내에 복잡한 구조물이 없으므로 위생적이다.
- 치아면의 부착물로 인한 치아면 손상이나 충치, 잇몸질환의 위험성이 낮다.
- 교정치료 중에도 거의 모든 치과치료가 가능하다.

투명교정 장치 장착요령

1. 투명교정은 3단계로 이루어지며, 각 단계마다 정해진 장착시간을 잘 지켜야 합니다. 하루에 18~22시간 장착을 기본으로 하며, 장착시간이 너무 짧으면 치아이동이 충분히 이루어지지 않아 전체 교정기간이 늘어나게 됩니다.

투명교정 3단계는 다음과 같습니다.

① 얇은(soft) 장치 단계: 치아를 처음으로 움직이기 시작합니다(약 1주일).

② 두꺼운(hard) 장치 1단계: 치아를 본격적으로 움직입니다(약 1주일).

③ 두꺼운(hard) 장치 2단계: 움직인 치아를 안정화시킵니다(약 1주일).

2. 교정장치를 끼운 상태에서 씹는 운동을 적절히 해주면, 장치가 치아와 더 밀착되고 교정의 힘도 더욱 활성화됩니다.

3. 구강 내 장착 시에 장치를 먼저 물에 적신 다음 물이 장치 내면에 차 있는 상태로 장착하면 눈에 잘 띄지 않습니다.

4. 식사시간이나 커피, 차 등 뜨거운 음료를 마실 때에는 반드시 장치를 제거해서 케이스에 보관해야 합니다. 미지근하거나 차가운 음료는 장치를 착용하고 마셔도 됩니다.

5. 교정을 시행하는 기간에는 치아가 약한 상태이므로 너무 딱딱하거나 질긴 음식은 삼가주십시오.

6. 투명장치를 장시간 장착 시 턱관절의 불편함이 나타날 수 있으니 그런 경우 치과의사에게 알려주시고 적절한 지시를 따르십시오. 턱관절의 문제는 교정이 다 끝나고 장치를 벗게 되면 서서히 정상으로 돌아옵니다.

7. 장치를 잠시 빼놓을 때는 지급된 케이스에 넣어서 보관하는 것을 습관화하면 분실예방에 도움이 됩니다.

8. 교정장치가 변형, 손상되거나 장치를 잃어버렸을 경우, 즉시 치과로 연락해주셔야 합니다. 이를 방치할 경우 교정과정에 문제가 발생할 수 있습니다.

9. 본인 부주의로 장기간 장치를 장착하지 않을 경우 다시 이전 치열상태로 되돌아가, 교정기간이 예정보다 늘어나게 됩니다. 이 경우 교정비용이 추가로 발생할 수 있으니 유의하시기 바랍니다.

Clear Aligner

찾아보기

Clear Aligner